Luciano Berti

I0390463

IL COUNSELING MEDICO

CENTRATO SULLA PERSONA

TEORIA E CASI CLINICI

Quarta Edizione

2015

BIOGRAFIA DELL'AUTORE

Luciano Berti nasce a Bergamo nel 1959

Dopo gli studi liceali si Laurea in Medicina e Chirurgia all'Università degli Studi di Pavia. Nel 1990 ottiene il Diploma di Specializzazione in Endocrinologia presso la stessa Università

Diploma di Specializzazione in Adolescentologia clinica e preventiva presso l'Università Ambrosiana di Milano, ente di natura privata.

Nella stessa Università consegue successivamente il Master in counseling medico con l'adolescente e la *licentia docendi* .

Dal 2001 è Professore Ordinario presso il Dipartimento di Adolescentologia e il Dipartimento di Educazione Medica dell'Università Ambrosiana di Milano.

Dal 2007 al 2009 ha ricoperto la carica di Vicepresidente Nazionale della Società Italiana di Adolescentologia e Medicina dell'Adolescenza.

Dal 2008 è Direttore Editoriale di *Adolescentologia - Giornale di cultura scientifica ed educativa per la salute dell'adolescente.*

Già Componente del comitato editoriale rivista Internazionale *Medicine, Mind and Adolescence*

E' stato Membro ordinario dell'ICAA (International Crime Analysis Association- Associazione Internazionale Analisi del Crimine).

Attualmente è membro della SIPNEI, Società Italiana di Psiconeuroendocrinoimmunologia e dell'Associazione Crime Cafè.

Ricopre l'incarico di Coordinatore Sanitario di Distretto presso l'ASL della Provincia di Bergamo.

E' autore di numerose pubblicazioni sulle problematiche dell'adolescenza, educazione alla salute e disturbi del comportamento alimentare, violenza giovanile.

Ha pubblicato *Il Counseling Medico Centrato sulla Persona, 2008, Footprint Editore; Dialoghi sull'adolescenza*, Boopen Editore, 2010; *Il Counseling Medico Centrato sulla Persona 3° edizione, 2010, Boopen Editore;*

Oltre lo sguardo, Create Space*, 2015*

Come co-autore: *L'Everest personale in Adolescenti, Ambiente e sviluppo umano*, Elledici Editore, 2009.

Relatore in Convegni Nazionali ed Internazionali.

E' Socio e membro del Direttivo del Lions Club Città di Clusone.

SOMMARIO

Teoria

Casi clinici

1 INTRODUZIONE

La persona non è un esclusivo conglomerato di cellule costituenti un corpo organico: c'è qualcosa di più. Un qualcosa che implica pensieri, emozioni e motivazioni e che spinge alla ricerca di un significato relativo alla propria esistenza e al proprio destino. E' un "contenitore" di valori, credenze, opinioni ed ideali. E' spiritualità, trascendenza. La persona dunque eccede il visibile corporeo. L'uomo non è una macchina da riparare quando si guasta. Una persona ammalata può essere triste, demotivata, arrabbiata, rassegnata, sfiduciata. Se ad un'automobile occorre il meccanico, l'uomo ha bisogno di altro e di Altri. L'Altro nelle situazioni di malessere, di malattia è generalmente il Medico, certamente nel suo ruolo professionale ma soprattutto persona alla quale si consegna la propria sofferenza.

La professione medica attualmente appare fortemente in crisi. Una crisi d'identità: chi è il Medico, di cosa si deve occupare? La risposta sembrerebbe scontata: si deve occupare del paziente, della sofferenza. L'evoluzione sanitaria (leggasi involuzione!) che impone ruoli di managerialità, solleva non pochi dilemmi etici. Spesso ciò ingenera una sorta di adattamento passivo, che relega il giuramento di Ippocrate a connotazione storico-nozionistica anzichè attribuirgli il giusto e doveroso impegno morale nei confronti dell'umanità. L'adattamento e l'appiattimento a valori generalmente considerati "condivisi", anche quando non lo sono, può portare a conseguenze sia sul piano organizzativo che su quello clinico. Si determina conseguentemente l'incremento del già pesante carico burocratico sugli operatori sanitari che sottraggono tempo al paziente per inserire dati anagrafici e sanitari in un computer. La visita del paziente occupa il poco tempo residuo. Si arriva alla "schizofrenia" professionale: al mattino in sala parto e al pomeriggio in sala aborti. Il potere della vita e della morte. Come gli imperatori romani il Medico rischia di divenire puro dispensatore di vita e di morte: aborto, eutanasia, sperimentazione sugli embrioni. Un delirio di onnipotenza che potrebbe condurre alla selezione umana, di sinistra memoria storica. Il Medico manager asservito acriticamente al potere risulta più "manovrabile" dal medesimo potere politico, più ricattabile per obblighi di bilancio. Se, al contrario, privilegia l'uomo, sano o malato che sia, tende ad infastidire il potere. Uscire dai binari dei bilanci, delle linee guida, della Medicina basata sulle evidenze (EBM), spesso significa vivere professionalmente da emarginati. Prospettare che una terapia non convenzionale possa funzionare suscita allarmismi generalizzati. Centrare l'atto medico sulle persone è paradossalmente rischioso. Si tende a privilegiare una medicina difensiva nella quale abbondano indagini diagnostiche al fine di evitare complicazioni di natura legale. Oggi molti medici non visitano più i loro pazienti: subito una TAC o una risonanza. Un medico che non visita è evidente che diviene un esclusivo tecnocrate. La revisione del Codice deontologico risponde a criteri manageriali e di politica sanitaria. Come può il medico riappropriarsi di una identità professionale? Da un lato attraverso la ricerca scientifica che consideri l'uomo non oggetto ma soggetto; dall'altro mediante un metodo clinico che valorizzi la persona e che non sia centrato solo ed esclusivamente sul sintomo, sulla patologia. Ciò transita attraverso il recupero della coscienza e della dignità umana. Nel film *"L'uomo bicentenario"*, interpretato da Robin Williams, si narra la storia di un robot che, iniziando a provare delle emozioni, decide ad un certo punto di tramutarsi in essere umano attraverso vari upgrading tecnologici. Pur essendo consapevole che avrebbe rinunciato all'immortalità, sceglie la strada umana. Una scelta di dignità. Molti medici di oggi ricordano il robot iniziale. Tecnicamente bravi ma spesso adattati, acritici. Esercitare la medicina è qualcosa di più della pura e semplice indagine diagnostica: è entrare in contatto con una biografia e col mistero della persona, della sofferenza, della vita e della morte. La medicina centrata sulla persona assume caratteristiche antropologiche, filosofiche, esistenziali e spirituali. E' una medicina che fa leva sulle risorse del soggetto il quale diviene parte attiva di un percorso terapeutico e non oggetto relegato ai margini di decisioni imposte da questioni finanziarie.

Il counseling

Nell'ambito sanitario si è soliti ritenere il counseling un aggiuntivo rispetto all'intervento medico, un *optional* che sostanzialmente non modifica il corso di una patologia o di una terapia. Eventualmente potrebbe far stare "mentalmente" meglio un malato. Nell'ambito della psicologia il counseling è considerato il fratello minore della psicoterapia. Mentre quest'ultima si occupa di "curare" la mente, il counseling si interessa del disagio nelle sue varie espressioni ed ambiti (sociale, aziendale, sanitario...) e quindi può essere esercitato, quale relazione d'aiuto, da svariate figure professionali (insegnanti, medici, infermieri, assistenti sociali, psicologi, pedagogisti ecc.) dopo un corso di formazione la cui durata e contenuti sono alquanto variabili. Vi è chi ha la pretesa di insegnare il counseling in due/tre sessioni spalmate su pochi giorni. Il counseling nel tempo si è rispecchiato nei vari orientamenti della psicologia il che ha determinato l'istituzione di scuole di varia ispirazione: Counseling sistemico-relazionale, psicodinamico, filosofico, esistenziale, psicosociale, antroposofico ecc.. L'utilizzo nel settore medico si è generalmente limitato alle situazioni nelle quali si voleva stimolare un comportamento di tipo preventivo (come ad es. l'uso del condom nei soggetti con AIDS o la cessazione dal fumo) ignorandone la valenza di strumento realmente terapeutico.

Il Counseling è una forma di Arte Medica e quindi è figlio del valore e dello scopo che vengono attribuiti alla stessa. Prima di stabilire quale counseling apprendere e come insegnarlo è dunque opportuno definire quale sia la concezione di Medicina che deve guidare i nostri atti.

I valori nella Medicina

E' un argomento complesso che introduce aspetti filosofici, morali, etici, sociologici e che conduce inevitabilmente ad interrogarsi sui temi della vita, sofferenza e morte. La medicina attuale ha assunto una forma tecnologica e manageriale il cui scopo è diagnosticare ed eliminare la malattia impiegando il minor tempo e risorse possibili. E' una medicina centrata sul sintomo e la stessa attività del medico è regolata e scandita da esigenze di tipo economico. Così spuntano linee guida, percorsi diagnostico-terapeutici, regole prescrittive e così via. La soggettività del malato viene sistematicamente offuscata se non addirittura ignorata. Al massimo viene concesso un minimo spazio all'effetto placebo, che molti ritengono un'interferenza mentre al contrario, è un preciso effetto psiconeuroendocrino. Si accetta tale status pur di non evocare il "fantasma" persona considerato elemento di disturbo. Se si pensa agli studi in doppio cieco tale disposizione mentale emerge in modo lampante. In una medicina tecnocratica il rischio è che la sofferenza, prerogativa della soggettività, divenga un fastidio da rimuovere. Ecco allora farsi strada l'aborto, l'eutanasia, la manipolazione degli embrioni. E' la soluzione della medicina tecnocratica che in tal modo riesce ad automantenersi. In quest'ottica il distinguere tra crimine e scelta terapeutica diventa un puro esercizio ideologico, come purtroppo la storia ha insegnato (a quanto pare inutilmente).

Alcuni paradossi attuali dimostrano il tentativo, da parte dei pazienti, di esprimere la propria soggettività: nei confronti di una medicina tecnologica che ipoteticamente dovrebbe essere quasi infallibile, sono in aumento le cause legali contro i medici per episodi cosiddetti di "malasanità", a prescindere da una reale responsabilità professionale. Sempre più frequente è il ricorso a pratiche mediche non convenzionali o addirittura a pratiche dal contenuto magico - esoterico che sfruttano, quest'ultime, a scopo lucrativo, la soggettività dei pazienti. L'oggettivare il malato è quindi per la medicina un'operazione masochistica.

La categoria medica vive un momento conflittuale, pressata da un lato da spinte politico-economiche e dall'altro dalla consapevolezza che l'atto medico si sta depauperando del significato originario di missione, emblematicamente riassunto nel giuramento Ippocratico.

La causa è da ricercare nell'opera di scissione mente/corpo che il paradigma biologico-molecolare ha introdotto nella pratica clinica. La mente diviene terreno della psicologia e il corpo della medicina. Tale scissione ha ingenerato una specie di rincorsa alle specializzazioni, alle microspecializzazioni (oggi nell'ambito di una specialità medica c'è chi si occupa solo di un organo) che hanno portato alla frammentazione dei pazienti. Le cure diventano così settoriali e, quando ci si scontra con i limiti imposti da tale parcellizzazione, si ricorre ai ripari introducendo i cosiddetti trattamenti "integrati". Nascono centri dove più professionisti trattano una medesima patologia agendo sui vari "frammenti" del paziente. Una cura paradossalmente integrata nella disintegrazione.

Ci fu per la verità, con la nascita della medicina psicosomatica, un primo tentativo di dare unicità agli interventi medici. Non si entrava ancora nel merito della domanda di senso del paziente: la spiritualità era un territorio che la medicina non doveva esplorare in quanto fattore "personale", marginale ai fini terapeutici. C'è la tendenza ad attribuire al termine spiritualità un significato religioso ma tale associazione non ha in realtà un carattere assoluto. La religione può rappresentare una delle risposte ma non necessariamente l'unica. Certamente la fede, a prescindere dal tipo del credo religioso, è un fattore protettivo per la salute. Purtroppo le scelte di politica economica incidono pesantemente sull'agire del medico e sull'organizzazione sanitaria agevolate dalla complicità passiva della maggioranza degli stessi medici e di chi li rappresenta che, anziché far leva sui principi ispiratori della medicina ippocratica, si sono progressivamente adattati al sistema. Così si frequentano corsi di economia aziendale e si dedica sempre meno tempo ai malati. Per dirigere una struttura è ormai necessario un attestato di frequenza ad un corso manageriale. Nasce un nuovo lessico: efficacia, medicina basata sulle evidenze, note AIFA, governo della domanda ecc... I politici considerano il tutto una necessità stante la depauperazione di risorse da dedicare all'assistenza. Nella realtà la problematica economica è sempre esistita. Già nel 1679 il Regolamento dell'Ospedale Bicetre di Parigi recitava: *"Le persone di grande corporatura potranno disporsi sui pagliericci in numero di tre, quelle di corporatura media in un numero di quattro e quelle di taglia più piccola dovranno disporsi al letto in numero di 6 o al minimo 5 ... "* Chi desiderava un letto singolo poteva ottenerlo al prezzo di cinquanta scudi. In ogni letto si coricavano quattro persone, ed a riprese, poiché metà di esse dovevano riposarsi dalle otto di sera sino all'una dopo mezzanotte e l'altra metà da quest'ora sino alle otto di mattina.

Ai turni sui pagliericci si sono sostituiti i DRG: si ricovera sulla base di un DRG e alcuni ospedali non aprono reparti perché poco remunerativi. E' un sistema perverso che mette al centro i principi economici e oggettivizza ancor più il malato, il quale viene ancorato al proprio DRG e spesso dimesso precocemente col rischio di eventuali complicanze a domicilio.

La realtà della Persona è l'insieme di corpo, mente e spirito. La malattia non colpisce solo quest'ultimo. Lo spirito è presente ed attiva determinate dinamiche: molti malati davanti ad una diagnosi si pongono la domanda *"perché proprio a me?"*. Non è altro che una domanda di significato, un rendere oggettiva la soggettività. Ponendo la Persona al centro dell'agire medico la malattia può rivelarsi, non solo un handicap o una disgrazia, ma anche una risorsa. in quanto apre alla domanda di significato. E' dunque essenziale andare al di là del corporeo ed entrare nell'orizzonte dello spirito perché dare un senso è un'operazione terapeutica come insegna Victor Frankl (1946): *"Raccontai ai miei compagni" che la vita umana ha sempre, in tutte le circostanze, un significato, e che questo infinito senso dell'essere comprende anche sofferenze, morte, miseria e malattie mortali. Dissi loro che in queste ore difficili qualcuno guardava dall'alto, con sguardo d'incoraggiamento, ciascuno di noi, e specialmente coloro che vivevano le loro ultime ore; un amico o una donna, un vivo o un morto, oppure Dio. E questo qualcuno s'attendeva di non essere deluso, che sapessimo soffrire e morire non da poveracci ma con orgoglio!"*.

Frankl, internato in un lager nazista, osservò che tra i compagni di sventura coloro che credevano in qualcosa e che continuavano a dare un "senso" alla propria vita, erano più resistenti alle malattie e deprivazioni. La maggior parte dei sopravvissuti era tra questi.

E' evidente che questo apre una prospettiva rivoluzionaria per la Medicina: cambiare il paradigma bio-molecolare nel paradigma della Medicina Centrata sulla Persona (Brera, 2001). C'è da attendersi una controrivoluzione, un tentativo da parte dei tecnocrati di mantenere uno status quo finalizzato a salvaguardare interessi e ideologie. Diviene allora imperativo non recedere dalla constatazione che ciò che distingue la Medicina dalla Meccanica è la Persona. La sacralità della Persona è dunque il valore primario che deve guidare l'azione medica. Il counseling di conseguenza è ciò che permette al paziente di costruire la sua dignità di essere uomo.

Docente e allievo

Non si insegna solo ciò che si conosce ma anche ciò in cui si crede. Dare un senso alla medicina significa darlo anche al suo insegnamento. Quando l'insegnamento risponde ad una domanda di significato diventa un processo formativo, inteso non solo come formazione tecnico-professionale fine a se stessa ma anche formazione personale, un percorso di crescita come persone. Del resto insegnare significa mettere un segno. La consapevolezza di questa dinamica evolutiva è cruciale per potersi definire buoni maestri o buoni allievi. Un buon insegnante è colui impara insegnando. migliorando le proprie capacità e performances.

I protagonisti dell'avvenimento didattico non sono limitati ai soli docente ed allievo. C'è il gruppo, portatore di una propria identità che non corrisponde alla semplice sommatoria dei suoi membri e vi sono le dinamiche relazionali interne ed esterne al gruppo, come ricordano Bion (teoria del gruppo in assunto di base), Lewin (con la teoria del campo) e Maslow (gruppo come luogo di soddisfacimento di bisogni primari).

Il docente ha una grande responsabilità in quanto è leader istituzionale nell'ambito didattico. Ciò che il docente è può determinare un esito positivo o negativo del processo formativo.

La *cultura* di origine di chi insegna ha un determinato peso: pensiamo ad esempio ad un docente meridionale tendenzialmente più espansivo e teatrale rispetto ad un docente di una valle del nord Italia, generalmente più chiuso e poco empatico.

La *personalità* è un'altra variabile importante. Personalità intesa non in in senso nosografico/patologico ma come "*io interiore*" dotato di proprie aspirazioni. Una certa dose di narcisismo, ad esempio, è facilitante perché spinge il docente ad essere attivo. Un eccesso di narcisismo o protagonismo, al contrario, è negativo in quanto determina soggezione e passività nel gruppo.

Lo *stile di coping* certamente influenza i rapporti con gli allievi. Un docente dal coping passivo probabilmente incontrerà più difficoltà nel gestire il gruppo mentre un coping attivo è più produttivo in quanto propositivo.

Lo *stato emotivo/affettivo* di tratto o di stato può essere pervasivo e nello stesso tempo favorente o inibente il lavoro di gruppo. Non sempre è possibile un distacco dalle proprie emozioni e/o sentimenti ed è necessario essere consapevoli che il proprio stato d'animo può influire sulla relazione didattica.

La *fatica* o un periodo di stress possono rendere il docente poco responsivo e propositivo con la tendenza magari a dare compiti di lavoro inutili o non correlati all'obbiettivo.

Le *motivazioni* fanno riferimento sia ai valori del docente che ai risultati didattici. La soddisfazione legata a buoni risultati rinforza le motivazioni. E' ovvio che il giudizio di bontà di un risultato dipende sia dal raggiungimento degli obiettivi che dalle aspettative. I valori sono un argine nelle situazioni nelle quali una defaillance didattica tende a far calare le motivazioni. Conseguentemente più i valori sono saldi, più è probabile che vi sia una sufficiente forza reattiva di fronte alle difficoltà, finalizzata a migliorare le performances didattiche.

Le *qualità* e *abilità* didattiche costituiscono ovviamente un pilastro dell'intero impianto formativo. Non è possibile insegnare se non c'è a monte una preparazione orientata a tale direzione, il cosiddetto imparare ad insegnare.

Spesso nelle organizzazioni pubbliche si improvvisano docenti sull'esclusiva base di un'esperienza lavorativa, quasi ci fosse una diretta proporzionalità. Nella realtà, un buon chirurgo può essere un pessimo docente. D'altra parte un pessimo chirurgo non potrebbe essere un buon docente non avendo una valida base di esperienza.

Tutte le variabili descritte determinano quello che definiamo *stile di leadership* del docente. Si possono identificare diversi stili:

Autoritario/Aggressivo: appartiene al docente che non concede spazio e che prescinde dal considerare le esigenze del gruppo. Ciò che conta è il proprio punto di vista e non vengono tollerate opinioni divergenti. Ingenera situazioni di alta conflittualità determinando giudizi sulle persone e favorendo alleanze di dipendenza. Si biasima l'errore e si attua il controllo sulle situazioni che si determinano nel percorso formativo. E' una leadership orientata totalmente al compito di lavoro e per nulla alle relazioni. In genere comporta il fallimento degli obiettivi della "squadra".

Democratico: potrebbe rappresentare lo stile più adeguato, inducendo un buon clima di gruppo e facilitando il lavoro attraverso la stimolo dell'autonomia e delle risorse ma, se non viene gestito con equilibrio, può ingenerare una confusione nei ruoli. Ci si espone ovviamente a possibili *golpe* in itinere.

Permissivo: lasciar correre tutto è meno stressante ma comporta un mancato raggiungimento dei compiti di lavoro essendo uno stile orientato più sulle relazioni che sui contenuti. Il docente perde il ruolo di leader in quanto preoccupato maggiormente di curare le relazioni, spesso spogliandosi proprio del ruolo di docente.

Carismatico: appartiene a colui che non si pone mai in discussione. E' il leader per antonomasia e il gruppo si identifica in lui e ripone nelle sue mani totale fiducia. In questo caso è possibile la rinuncia ai compiti di lavoro in attesa di una soluzione dall'alto.

Passivo: subisce i fenomeni di gruppo non mostrando interesse al compito di lavoro e viene quindi esautorato dal ruolo di docente. Porta il gruppo, teso alla ricerca di un'altra leadership, alla conflittualità favorendo le spinte aggressive.

Vi è da aggiungere che le variabili legate alla situazione ambientale possono modificare lo stile di leadership. Un esempio può essere rappresentato dalla comparsa sulla scena didattica di un supervisore del docente il quale, per apparire adeguato e infallibile, tenderà a modificarsi in funzione dello stesso supervisore.

Lo stile di conduzione didattica è comunque sempre espressione della persona del docente ed è un bene che sia così perché stimola l'emulazione, la motivazione e la creatività negli allievi. Da parte degli allievi diverse variabili, alcune comuni a quelle del docente, possono determinare il percorso didattico.

Le *aspettative* di un allievo rispetto a ciò che gli viene insegnato sono un fattore discriminante. Se le aspettative coincidono con l'impianto ed i contenuti didattici non emergono ovviamente problemi ma, se esiste una discrepanza, ciò può comportare un atteggiamento ipercritico nonché resistenze al cambiamento. Non va dimenticato che molti Medici provengono da una formazione clinica organicista strutturata sul sintomo e quindi anche l'aspettativa didattica è sovente ancorata a tale visione.

Tale atteggiamento può essere aggirato agendo sulle *motivazioni* e sui *valori* degli allievi. La disponibilità ad impegnarsi in un'attività formativa o di apprendimento dipende chiaramente dai valori. E' evidente che le motivazioni devono risiedere nella domanda di significato per poter essere stimolo verso un costante impegno. Motivazioni non fondate sul valore ma sulle opportunità (diploma, titolo, punteggi ecc.) non sono sufficienti a garantire la qualità di un futuro counselor.

Il *successo/insuccesso* nelle performances è un altro fattore di condizionamento. L'insuccesso può ingenerare sensi di colpa e disistima negli allievi, riducendo la loro motivazione. Qui sta all'abilità del docente far sì che un insuccesso non pregiudichi l'autostima dell'allievo o del gruppo; il docente deve, a tal scopo, connotare capacità e risorse ed evidenziare gli errori quali stimoli al cambiamento. L'allievo deve inoltre possedere quel senso di *autoefficacia* (Bandura) che determina una maggior costanza nel raggiungimento degli obiettivi prefissati ed al tempo stesso è fattore potenziante le stesse motivazioni. Essere consapevoli delle proprie risorse e possibilità è fondamentale. Un bravo docente deve far sempre leva su quest'ultime se vuole rendere l'allievo protagonista della propria crescita professionale. Tutto ciò che si può definire apprendimento centrato sull'allievo e lo possiamo ritenere equivalente al metodo clinico centrato sulla Persona in quanto pone al centro dell'agire le Persone.

Il gruppo

Il gruppo possiede una propria fisionomia e identità. E' fondamentale conoscere le dinamiche gruppali perché l'attività didattica si struttura sul e nel gruppo. L'aspetto forse più interessante è certamente quello legato ai fenomeni inibitori che si manifestano in seno ad un gruppo di discussione. Condurre un gruppo di discussione è effettivamente uno dei compiti più difficili che attendono il docente e diventa allora strategico e cruciale conoscere ciò che può ostacolare il lavoro ed il raggiungimento degli obiettivi. Chi fa parte di un insieme è teso alla ricerca di un equilibrio tra istanze individuali ed esigenze del gruppo. Sentirsi appartenere ad un gruppo in virtù di un "credo" comune" agevola questa ricerca d'equilibrio. Al tempo stesso si sperimenta il principio dell'interdipendenza come sostenuto da Kurt Lewin (1965). Secondo la teoria lewiniana il cambiamento soggettivo di un membro del gruppo determina una diversa percezione interpersonale che conduce, come conseguenza, un cambiamento nel gruppo stesso. Ne consegue la definizione di un assioma: ***chi parla è il portavoce di parti non parlanti del gruppo.*** Nel processo di interdipendenza giocano un ruolo fondamentale le emozioni. Provare antipatia o simpatia per un altro membro del gruppo può innescare diverse dinamiche relazionali che possono variare nel tempo. Il gruppo di discussione solitamente identifica nel docente il leader che usualmente, almeno all'inizio, riveste un ruolo di tipo istituzionale. In una fase successiva il leader deve dimostrare la capacità di mantenere questo ruolo perché subirà inevitabilmente degli attacchi da parte del gruppo. Tali attacchi rappresentano essenzialmente delle difese del gruppo il quale tende alla propria conservazione ed integrità a fronte di un qualsiasi cambiamento che potrebbe pregiudicare le "identità" dei singoli.

Nei momenti iniziali della vita di un gruppo si possono provare sentimenti di euforia e grande fiducia in se stessi e nelle capacità del gruppo. **Anzieu** (1976) definisce questo fenomeno come *illusione gruppale* e lo considera un atteggiamento difensivo: i membri del gruppo, posti di fronte ad una situazione nuova e difficile, si ritraggono in un mondo illusorio.

Bion ha postulato degli assunti di base che rappresentano le dinamiche inconsce del gruppo quando orientato ad un preciso compito di lavoro. Dinamiche inconsce che hanno lo scopo di impedire l'evoluzione del gruppo stesso e rappresentano modalità arcaiche di difesa (scissione, identificazione proiettiva ecc.). Gli assunti postulati da Bion sono tre:

Gruppo di Accoppiamento: e' molto facile a riconoscersi. Mentre il gruppo sta lavorando, ad un certo punto due iniziano a parlottare tra di loro. Sono due che si "accoppiano" e che si estraniano dal gruppo, quindi rinunciano a dare il proprio contributo creativo. Questo parlottare può essere anche inteso come alleanza tra due componenti del gruppo contro il leader. Spesso precede il gruppo attacco-fuga. In questo caso prima dell'attacco si possono notare occhiate d'intesa tra i due. A volte i gruppi d'accoppiamento sono più di uno e in pratica si arriva ad una gazzarra.

Gruppo di Attacco/fuga: è quel fenomeno per cui ad un certo punto, uno dei membri del gruppo se la prende con il leader iniziando a manifestare una certa aggressività. E' un'aggressione essenzialmente empatica (anche se a volte può essere più esplicita) che non tiene conto del lavoro che è stato fatto in precedenza. E' in definitiva un attacco che è svalutativo del lavoro compiuto dal leader e dal gruppo stesso. Ciò che è assolutamente da evitare è creare un rapporto dualistico con chi attacca perché oltre ad escludere il gruppo verrebbe data importanza al fenomeno distruttivo. Spesso chi attacca si ritrae dopo aver esaurito il proprio compito distruttivo, lasciando il leader in una situazione di difficoltà. Chi lancia l'attacco ha infatti il duplice scopo di accattivarsi l'alleanza di altri membri e di sottrarre la leadership al conduttore.

Gruppo di Dipendenza: è il gruppo che passivamente ascolta il leader che parla. Di fatto il gruppo non lavora. E' il leader a farlo mentre il gruppo rinuncia al suo apporto creativo. Qualunque cosa il leader dica è insindacabile. Il gruppo rinuncia all'apporto critico. Ci si appiattisce su un conformismo passivo attendendo le soluzioni del leader idealizzato come una "buona madre".

Brera ha ipotizzato un quarto assunto di base definito *Gruppo Messianico*: si verifica quando il gruppo o una sua parte aspetta che la soluzione arrivi da qualcuno dall'esterno. Qualcuno che ha il potere, quasi magico, di risolvere i problemi interni. Il lavoro del gruppo si fossilizza in attesa della soluzione esterna. C'è una relazione tra gruppo messianico e gruppo di dipendenza perché c'è lo spostamento dall'interno all'esterno , un dipendere da qualcuno che si spera risolva in maniera totale i problemi. Può accadere che il gruppo messianico sia un'elaborazione del gruppo attacco-fuga veicolato da un membro del gruppo. Ad esempio l'affermazione: "È inutile discutere tanto hanno già deciso o comunque deciderà il professore" può innescare nel gruppo un senso di perdita di fiducia nelle proprie possibilità e risorse inducendolo a rifugiarsi nel messianico.

E' ovviamente un desiderio illusorio ma che porta inevitabilmente a rinunciare al compito di lavoro.

Il ricorso agli assunti di base rappresenta la difesa del gruppo al cambiamento e quindi il docente non deve cadere nella trappola di cedere alle proprie emozioni o di ipertrofizzare il ruolo istituzionale perché darebbe credito alle dinamiche origine degli assunti di base. Ciò che il docente deve fare è riportare sempre il gruppo al compito di lavoro utilizzando non l'autorità ma l'autorevolezza, intervenendo nel connotare gli atteggiamenti negativi in senso propositivo.

Ciò presuppone che l'obiettivo sia esplicitato sin dall'inizio, sia chiaro e non dia adito a diverse interpretazioni.

La centralità dell'empatia

Il rapporto didattico è una relazione tra persone quindi l'aspetto centrale dell'insegnamento è l'*empatia*. Se non c'è capacità empatica non vi può essere alcuna efficacia nel counseling. Come teorizzato da Kohut *"fin tanto che non vengono messe in funzione introspezione ed empatia la realtà umana osservata rimane estremamente limitata e parziale"*. Il termine Empatia deriva dall'inglese empathy, traduzione dal tedesco Einfühlung, ("immedesimazione"), usato intorno alla seconda metà dell'Ottocento nell'ambito estetico per descrivere il processo di apprezzare il bello naturale o artistico. La persona che percepisce la bellezza proietta in sé stesso l'anima dell'artista che l'ha creata. La traduzione empathy fu coniata da Titchener (1909) sulla base del greco empatheia (passione), traducibile come "il processo di leggere o sentire noi stessi in ciò che osserviamo". Il termine Einfühlung venne successivamente trasferito, soprattutto ad opera di Lipps (1905) dall'estetica al campo dei rapporti interpersonali, venendo infine ad indicare il modo attraverso cui percepiamo gli altri individui con i quali ci identifichiamo. E' però nell'ambito della fenomenologia che l'empatia diviene vero oggetto di studio. Fu la filosofa Edith Stein ad approfondire tale ricerca ponendosi in antitesi al dualismo cartesiano. La ricerca filosofica contribuì alla sua conversione dal credo ebraico al cattolicesimo fino alla scelta di entrare nell'ordine delle Carmelitane col nome di Teresa Benedetta della Croce, canonizzata nel 1998 da Papa Giovanni Paolo II. La Stein per le sue origini ebraiche fu internata dai nazisti e morì ad Auschwitz nel 1942.

La Stein fu allieva di Husserl e ottenne il dottorato in filosofia all'Università di Friburgo nel 1916 discutendo la tesi "Sul problema dell'empatia". Secondo la Stein per empatia era da intendersi l'atto mediante il quale la persona si costituisce attraverso l'esperienza dell'alterità, cioè del rapporto con l'altro. Per usare le sue parole "L'*empatia è l'atto paradossale attraverso cui la realtà di "altro", di ciò che non siamo, non abbiamo ancora vissuto o che non vivremo mai e che ci sposta altrove, nell'ignoto, diventa elemento dell'esperienza più intima cioè quella del sentire insieme che produce ampliamento ed espansione verso ciò che è oltre, imprevisto*". Anche nel momento della massima immedesimazione l'Io non scompare in un Io fusionale o subordinato ma mantiene una sua diversità. E' questa diversità che permette l'empatia perché un io fusionale non consentirebbe l'esperienza dell'altro. In tal senso l'empatia è ponte tra vita personale e vita altrui, tra vita personale e vita sociale. E' la genesi del noi sociale, luogo di cooperazione e condivisione, vera comunità umana. Il momento empatico diviene il luogo privilegiato della ricerca della verità, è un'esperienza interiore che porta ad oltrepassare la visione del nostro mondo. Si entra nel mondo dello spirito. Per la Stein "*il mondo dello spirito non è meno reale né meno conoscibile del mondo naturale. Poiché l'uomo appartiene a tutti e due i regni, la storia dell'umanità li deve prendere ambedue in considerazione*".

Freud al contrario, pur ritenendola fondamentale ai fini interpretativi, non le attribuiva una valenza terapeutica. Fu Kohut teorico della psicologia del sé a ritenere "*l'immersione empatica*" un fattore terapeutico. La definì "*introspezione vicariante*" una sorta di prestito della propria capacità introspettiva ad un'altra persona. La funzione empatica è ciò che ci consente di osservare la realtà psichica nostra e altrui. Il bisogno di empatia secondo Kohut perdura tutta la vita. E' un bisogno fondamentale, un nutrimento psicologico, generato dalla paura di autoesclusione dal mondo. L'empatia secondo l'autore è dunque essenziale per mantenere la salute mentale e la presenza di fenomeni empatici tra madre e figlio è necessaria per lo sviluppo di un attaccamento sicuro nella prima infanzia. L'ambiente empatico è quindi, secondo Kohut, condizione necessaria per conservare la coesione del sé e in ambito clinico è già di per sé atto terapeutico in quanto rafforzante la coesione del sé e l'autostima.

Carl Rogers diede all'empatia un ruolo centrale nel suo impianto teorico. Nella sua definizione riemerge il concetto di immedesimazione non fusionale espresso anni prima da Edith Stein : " *...lo stato di empatia, dell'essere empatico, è il recepire lo schema di riferimento interiore di un altro con accuratezza e con le componenti emozionali e di significato ad esso pertinenti, come se una sola fosse la persona - ma senza mai perdere di vista questa condizione di come se. Significa perciò* *sentire la ferita o il piacere di un altro come lui lo sente, e di percepirne le cause come lui le percepisce, ma senza mai dimenticarsi che è come se io fossi ferito o provassi piacere e così via. Se questa qualità di come se manca, allora lo stato è quello dell'identificazione".*

Per Rogers l'empatia è il fattore più importante nell'ingenerare un cambiamento nel paziente. L'empatia nel counseling prepara, per usare le sue parole, il *successo futuro.* La competenza empatica non è un'operazione di tipo cognitivo e quindi non può essere acquisita mediante un apprendimento teorico ma attraverso l'esperienza formativa, professionale e di vita quotidiana. Anche Karl Jaspers operò una distinzione tra comprensione razionale e comprensione empatica Essere empatici, secondo Jaspers, non è correlabile alle proprie capacità intellettuali o a titoli accademici. L'esperto dunque non è necessariamente una persona empatica. Un esperto poco o per nulla empatico spesso mortifica le aspettative dei pazienti.

Pensare all'empatia come esclusivo connotato "psicologico" sarebbe sbagliato. Nell'esperienza empatica si attivano determinati circuiti neuronali (Pally 1998) con variazioni a livello dei peptidi oppioidi del sistema monoaminergico e gabaergico (Nelson e Panskepp,1998). Il processo empatico attiva risorse neuroendocrine ed immunitarie agendo sull'espressione genica tramite processi di sintesi proteica. Recentemente la scoperta dei *mirrors neurons* (neuroni specchio) ha aperto ulteriori prospettive nella comprensione del fenomeno empatico. Il sistema dei neuroni specchio coinvolge diverse aree cerebrali ed è importante per la comprensione delle azioni ed emozioni altrui e sarebbe alla base dell'apprendimento imitativo. Tali reti neuronali avrebbero una duplice funzione: da un lato si attiverebbero quando si compie un'azione e dall'altro verrebbero stimolati quando il soggetto vede un altro soggetto compiere quell'azione. Quindi nell'osservatore si avrebbe una sorta di cassa di risonanza per la quale gli stessi neuroni che si sarebbero attivati nell'eseguire quell'azione vengono stimolati. E' evidente l'interfaccia con i circuiti ippocampali della memoria. La medicina attuale, centrata sulla tecnica e sull'economia, è una medicina muta, priva di empatia. Una medicina che ignora la soggettività e che in funzione della tecnologia oggettivizza le persone nell'illusione che l'esproprio della soggettività sia un vantaggio terapeutico ed economico. Molti ritengono che il non farsi coinvolgere dai propri pazienti o dalle situazioni sia un vantaggio per l'obiettività diagnostica e terapeutica. E' innegabile che a volte ciò corrisponda alla realtà ma è altrettanto vero che ignorare attivamente le sensazioni empatiche priva di un'arma terapeutica molto efficace: il paziente. Ricordo la descrizione di Carl Rogers di una giovane paziente depressa poi suicida che, prima di compiere il tragico gesto, affermò "*...io grido, ma loro non mi sentono*".La seconda riflessione consegue alla constatazione che l'empatia non è un concetto per i soli addetti ai lavori, medici, filosofi o psicologi, ma riguarda l'umanità intera. Quel *noi sociale* di Edit Stein e quel *nutrimento psicologico* di Heinz Kohut senza i quali si va verso la distruttività e disumanizzazione. Empatia dunque come dispositivo etico fondato su valori di rispetto e dignità personale, in uno spirito di ciò che Karl Jaspers chiamava corresponsabilità. Certo restano delle problematiche aperte relative alla condivisione dei valori nei vari contesti socio-culturali in una società ormai globalizzata, all'aiuto per le persone fragili, coartate o con deficit mentali, alla ricerca scientifica che deve investire e operare scelte coraggiose in funzione della soggettività. Problematiche che devono trovare una risposta soprattutto nella classe Medica storicamente e istituzionalmente dedicata alla cura. La domanda conseguente è se sia possibile o meno insegnare l'empatia. Forse è più corretto riferirsi ad un'educazione all'empatia. Lo stesso Rogers (1957) ha sostenuto che l'empatia è di per sé un agente educativo. E' possibile realizzare un'educazione all'empatia partendo dalla propria domanda di significato e in seguito, acquisita una certa capacità di insight, l'esercizio ripetuto diventa una palestra esperienziale. Gli strumenti di tale esperienza sono quelli della supervisione, dei gruppi di discussione e del role playing. Il role playing o simulazione è sicuramente lo strumento più efficace perché favorisce l'insight personale e di gruppo e, pur essendo una simulazione, determina gli stessi fenomeni che si verificano nella realtà professionale. La capacità empatica si affina con il tempo e con l'esperienza. Didatticamente nel definire i termini empatici è preferibile l'utilizzo di termini letterari piuttosto che tecnici. Questo perché il termine tecnico è spesso suggestivo di una diagnosi mentre l'empatia serve per conoscere l'altro quale Persona, senza la necessità di doverla inquadrare o catalogare in categorie diagnostiche. Inoltre l'uso di termini letterari consente un'ampia scelta di sfumature nella definizione dello stato empatico. Così il termine arrabbiato, per fare un esempio, può essere sostituito con adirato, furioso, imbestialito, rabbioso, collerico ecc... Può essere produttivo riportare tutti i termini empatici su una lavagna per far emergere convergenze e divergenze e al tempo stesso per stimolare l'arricchimento lessicale. Il docente deve sempre sollecitare la capacità empatica durante tutto il percorso formativo. Lo stesso affina le proprie capacità empatiche attraverso lo scambio con il gruppo degli allievi. Va sottolineata l'importanza dell'empatia nel comprendere i fenomeni che aleggiano sul gruppo dei discenti e nell'intuire le resistenze al cambiamento che possono determinarsi nel tempo. Le percezioni empatiche del docente suggeriscono ciò che in quel momento vivono gli allievi. Ad esempio la percezione di essere in difficoltà nella definizione simbolica di un sintomo da parte del docente è indice della medesima difficoltà negli allievi. Oppure il desiderio di concludere anzitempo un role playing può essere indicativo della stessa esigenza del gruppo. Sinteticamente il docente attraverso la percezione empatica può farsi interprete ed esecutore inconsapevole dei desideri del gruppo. Ogni docente dovrebbe sempre considerare l'origine ed il senso dei propri movimenti empatici, pena il rischio di farsi coinvolgere nelle scelte, a volte fuorvianti, del gruppo. Effettivamente un deficit di comprensione empatica può essere determinato dalla presenza nel docente di conflitti irrisolti o di difese. La comprensione empatica contribuisce ad un rafforzamento reciproco della coesione del sé (Wolf, 1988) e quindi oltre ad incrementare le possibilità didattiche e cliniche ha effetti nel contesto della vita di entrambi, contribuendo alla crescita globale della persona.

Pathos didattico

Nel processo formativo si vive uno stato di pathos che si potrebbe definire *"pathos didattico"*. Questa forza emotiva deriva dalla reciproca immagine ideale di perfezione del docente e dell'allievo: docente onnipotente in grado di istruire chiunque e allievo modello in grado di apprendere senza problemi. Di fronte ad una riduzione delle performances degli allievi o ad un mancato o parziale apprendimento, il docente si troverà a constatare l'impossibilità di onnipotenza e ciò potrà determinare in lui un sentimento di impotenza e inadeguatezza. I medesimo sentimento sarà nutrito dall'allievo che a sua volta si sentirà sminuito nella propria capacità di discente, sviluppando idee di colpa e senso di inefficacia. Ognuno tenderà ad attribuire all'altro, al fine di salvaguardare la propria autostima, la responsabilità dell'insuccesso ricorrendo ad atteggiamenti svalutativi reciproci. Questo cortocircuito onnipotenza/impotenza è un serio limite al processo didattico in quanto va a minare la reciproca fiducia.

In alcune situazioni si può arrivare alla fuga dal setting didattico o addirittura al ritiro da un corso. Assume allora un valore cruciale che il docente e l'allievo abbiano la cognizione dei propri limiti e possibilità e che sappiano riconoscere gli stati emotivi connessi a questo circuito, al fine di poter reciprocamente essere maieuti delle risorse. Vi deve essere costantemente la consapevolezza di essere non strumenti ma Persone, realtà spesso trascurata in funzione dei ruoli dell'organizzazione didattica.

Obiettivo dell'insegnamento

L'insegnamento deve mirare a creare un buon Medico e un buon counselor. Per ottenere questo non è sufficiente trasmettere abilità tecniche e una metodologia. Tali aspetti si devono collocare in una prospettiva *etica* (distinguere tra ciò che è bene e ciò che è male per la persona), *epistemologica* (dare un senso al proprio agire ed alle cose e possedere l'amore per la verità), *antropologica* (avere un'idea della persona, dell'uomo). Queste determinanti differenziano un vero medico da una macchina. In tal senso si può affermare che l'acquisizione della Medicina Centrata sulla Persona si accompagna ad una crescita della persona del counselor, non solo sul versante professionale, ma anche su quello personale. L'obiettivo principale è dunque operare una trasformazione attraverso un lavoro maieutico perché il compito di un insegnante non è di "riempire" una mente, ma è simile ad un'opera di scultura nella quale si toglie la pietra in esubero in modo da far emergere la vera anima del Medico. Ci ricorda i Prigioni di Michelangelo.

La valutazione della qualità del docente

Il termine qualità non deve fuorviare: non ci si riferisce infatti ad una certificazione ISO, nelle sue varie evoluzioni temporali, la quale certifica essenzialmente delle procedure. La qualità didattica e clinica corrispondono a ciò che le persone percepiscono nell'essere riconosciute tali. La qualità didattica implica che anche il docente accetti l'umile esercizio di farsi giudicare dai propri allievi. Attraverso l'umiltà il docente rivela il suo essere Persona. Il giudizio degli allievi è importante per far comprendere al docente quali aspetti della didattica debbano essere riconsiderati. L'accettazione del giudizio fonda l'apprendimento centrato sull'allievo.

Un aspetto importante concerne la *qualità comunicativa* perché molti docenti la sottovalutano mentre una buona comunicazione facilita il percorso.

Quando si trasmette un determinato messaggio questo viene codificato a livello degli emisferi cerebrali che integrano il contenuto logico con l'emozione ad esso associata. Tale messaggio viene emesso essenzialmente attraverso un canale che altro non è che un canale sensoriale. Il messaggio sarà a sua volta recepito attraverso il canale sensoriale dell'interlocutore il quale lo decodificherà con i propri emisferi cerebrali. Il messaggio appreso verrà a sua volta restituito all'emittente. In teoria il percorso è semplice e non dovrebbe creare nessun problema. Nella realtà le cose sono più complicate. Il messaggio inviato non è necessariamente verbale: può essere uno scritto, un quadro, una musica. Il canale emittente e ricevente sono, come già detto, canali sensoriali e quindi fanno riferimento ai cinque sensi: vista, udito, tatto, gusto ed olfatto. Il quadro è un esempio di messaggio che segue una via visiva; la musica seguirà quella uditiva. Una pacca di incoraggiamento sulla spalla segue una via tattile (o cenestesica). Messaggi di natura olfattiva li potrete ricevere fermandovi sulla porta di una pasticceria; se poi decidete di entrare e di mangiarvi qualche pasticcino allora il messaggio diverrà anche gustativo. Non si offre forse la cena alla donna da "conquistare"? Non ci mettiamo forse un profumo o un abito elegante per fare colpo su qualcuno? Possiamo chiamare tutto ciò metamessaggio.

Nell'incontro tra i due canali sensoriali (dell'emittente e del ricevente) si gioca l'efficacia di un messaggio perché le persone, pur utilizzando tutti i canali sensoriali, ne hanno uno "preferenziale" chiamato anche "sistema rappresentazionale primario". Così avremmo individui più inclini ad un'esperienza visiva, altri a quella uditiva e così via. Dato che attraverso tali canali riceviamo continue informazioni dal mondo esterno, finiremo per crearci delle rappresentazioni o visioni del mondo diverse in relazione alle interazioni sensoriali. Ad esempio ci può essere chi ricorda una città per i suoni particolari e chi la ricorda per i monumenti visitati.

Se i canali preferenziali sono identici (un visivo che comunica ad un altro visivo) allora il messaggio ha maggiori probabilità di arrivare a destinazione e di essere effettivamente compreso. Se, al contrario, i canali non sono congruenti allora possono nascere incomprensioni. Sarà sicuramente capitato a tutti di essere fraintesi o di aver dovuto riformulare un concetto. Utilizzare il canale preferenziale del nostro interlocutore può rendere le cose più semplici, ma cambiare temporaneamente il proprio canale non è impresa facile e costa immensa fatica. Quando ci si rivolge ad un pubblico è sempre opportuno tener presente che vi saranno persone "visive", altre "uditive" e così via. Questo ha un'enorme valenza pratica: per raccogliere l'attenzione di più persone si dovranno utilizzare più canali e così *non ci si limiterà a parlare ma si useranno anche slides e dove possibile esercizi pratici*. Anche per argomenti che sono essenzialmente "uditivi", nulla vieta di rendere "visivamente" alcuni concetti. Tutto ciò non prescinde ovviamente dalla valenza dei contenuti. La favola di Cappuccetto Rosso, nella scena del lupo travestito da nonna, è un esempio di come gli autori (I fratelli Grimm) nel momento clou della storia, abbiano tentato di catturare l'attenzione dei lettori di ogni tipologia sensoriale: *"- Oh , nonna, che orecchie grandi! – Per sentirti meglio. Oh , nonna che occhi grandi! – Per vederti meglio. –Oh, nonna, che mani grandi! – Per meglio afferrarti..."*.

Come si può capire quale è il canale preferenziale del nostro interlocutore? Osservando essenzialmente i predicati utilizzati nel linguaggio parlato.

L'analisi dei predicati presuppone *l'ascolto attento* delle parole (verbi, avverbi, aggettivi) utilizzati per descrivere un'esperienza.

Un individuo uditivo potrà utilizzare alcune espressioni che richiamano tutto ciò che riguarda l'esperienza dell'udire:

-       ti ascolto attentamente

-       ciò che mi dici mi suona bene

-       mi suona giusto

- non riesco a sintonizzarmi con quello che dici

- ti rispondo a tono

- è una persona silenziosa

- non usare questo tono con me

- mi suona un campanello d'allarme

- vivo in armonia

- l'urlo dell'odio

Il visivo trarrà il proprio linguaggio da tutto ciò che attiene all'esperienza visiva come colore, forma, luminosità, profondità ecc...:

- questa situazione la vedo grigia

- vedo nero...

- facciamo un quadro della situazione

- è vero senza ombra di dubbio

- cresce a vista d'occhio

- non ho l'ombra di un quattrino

- è un esempio illuminante

- riesci ad avere un'immagine...

- voglio vederci chiaro

- prendila da una diversa prospettiva

- mostra quanto vali

Il cenestesico utilizzerà espressioni che derivano da un'esperienza tattile, dolorifica, propriocettiva, viscerale ed emozionale, relativamente al corpo:

- afferri ciò che ti sto dicendo?

- quell'uomo è una roccia

- sono addolorato per ciò che mi dici

- è inciampato nel discorso

- tieni i piedi per terra

- voglio toccare con mano

- è un giudizio pesante (o tagliente)

- hai colto ciò che intendo?

- la situazione è calda

- percepisco che c'è qualcosa che non va

- con le tue parole mi ferisci

- sii più concreto

- è una poesia toccante

- mi stai tenendo sotto pressione

- ho preso una cantonata

Essere attenti a questo aspetto della comunicazione impone un esercizio costante, ignorarlo è una mancanza che può contribuire a ricevere un giudizio negativo.

Un ulteriore aspetto qualitativo è legato alla **creatività**. Essere creativi oltre che ad avere una funzione di stimolo sugli allievi rende il lavoro più piacevole e meno stressante. Esistono personalità creative e altre meno o affatto creative. La creatività non significa necessariamente inventarsi qualcosa di nuovo ma utilizzare in maniera differente schemi e regole esistenti, quindi non è una rottura con una metodologia ma semmai con la metodicità. Peraltro essere creativi stimola ulteriormente la ricerca di creatività e promuove il **gusto dell'apprendimento**. In linea generale potremmo dire che un processo didattico che implica un cambiamento è intrinsecamente creativo.

Si è già detto circa l'importanza di *stabilire gli obiettivi* del lavoro. Gli obiettivi vanno esplicitati all'inizio di ogni incontro e si deve riportare sempre il gruppo, che spesso tende a divagare, al compito di lavoro. Non sempre è facile, soprattutto se l'obiettivo impone la messa in gioco di una notevole dose di fatica. A volte è lo stesso docente che non rispetta il compito di lavoro per stanchezza o per una temporanea indisponibilità mentale.

La capacità di **saper leggere i fenomeni di gruppo,** come si è visto, è uno degli aspetti più importanti nella didattica cos' come la necessità di **determinare tempi** e **cogliere le opportunità.**

Poco tempo non è sufficiente al raggiungimento di un obiettivo; troppo genera stanchezza e facilita la formazione dei fenomeni inibitori. .Occorre quindi essere rigidi nel delimitare il tempo. C'è anche da sottolineare che è verso la fine di un gruppo di discussione che si attivano le risorse creative ma allo stesso tempo si attuano dinamiche tendenti a "tirarla lunga": c'è chi ha paura della fine del lavoro, chi ne è angosciato o chi ha dei problemi personali e si trova bene nell'ambiente gruppo. In alcune situazioni è importante cogliere le opportunità che si presentano, il **kairos** didattico, in quanto possono aprire la strada a soluzioni creative e inaspettate.

Un aspetto spesso trascurato è la **cura del setting.** L'ambiente deve essere adeguato alla didattica. Dalla scelta di un ambiente idoneo si può determinare una migliore partecipazione degli allievi. Se c'è un gruppo numeroso si cercherà di scegliere un'aula spaziosa. La disposizione delle sedie, di una scrivania, il cercare di ridurre al minimo la possibilità di essere disturbati ecc., possono essere ritenute banalità ma può succedere, ad esempio che un allievo che sia posto in una posizione scomoda che gli impedisca una buona visione o un buon ascolto si estranei dalla partecipazione. Allo stesso modo uno squillo di un cellulare promuove la distrazione. Il docente dovrebbe provvedere anticipatamente ad informarsi circa la presenza dei sussidi didattici che intende utilizzare: lavagna luminosa, tabellone cartaceo, videoproiettore ecc. Ambiente, supporto tecnico e regole di comportamento fanno dunque parte del setting e contribuiscono ad un buon accoglimento dell'allievo facilitandone la predisposizione ad un maggiore impegno.

Un docente di qualità deve saper **Osservare** e **Ascoltare**, possedere **capacità di sintesi, integrazione, connessione, chiarificazione.** Ascoltare è importante perché attraverso l'ascolto si fornisce la misura dell'attenzione all'interlocutore. Ad ogni domanda, anche la più banale, va data sempre una risposta oppure la stessa domanda va riformulata chiedendo all'allievo chiarimenti o esempi. Le domande o le considerazioni degli allievi devono essere ricondotte all'argomento oggetto di discussione o integrate a pareri espressi in precedenza. In tal modo si evita di divagare o di aprire ulteriori argomentazioni che esulano dagli obiettivi didattici. E' quindi richiesta al docente una buona dose di **flessibilità** e capacità nel **valutare rapidamente le situazioni.** A volte è necessario giocare d'anticipo per non farsi travolgere dagli eventi e perdere la leadership o lasciarsi coinvolgere in situazioni conflittuali che possono insorgere all'interno di un gruppo di allievi. La capacità di portare alla risoluzione dei conflitti è un requisito essenziale altrimenti le persone in conflitto tenteranno di allearsi subdolamente col docente per neutralizzare la controparte. In tale situazione la direttività (che non corrisponde all'autoritarismo), il ruolo istituzionale e il richiamo al contributo dell'intero gruppo possono determinare il placarsi dei conflitti. Fondamentale è l'evitamento del giudizio.

La **promozione dell'autocritica** è un altro e alto valore qualitativo. L'autocritica deve però essere bidirezionale. Un docente che ammette un errore non mette a repentaglio la propria credibilità ma aiuta gli allievi sia a non considerarlo una persona onnipotente sia a ridurre la paura di sentirsi inadeguati nei compiti di lavoro. Gli errori devono essere considerati fonte di apprendimento reciproco. Il docente deve ovviamente sottolineare gli errori senza però ledere l'autostima dell'allievo.

Alcuni errori ricorrono con particolare frequenza e sono indice della difficoltà a recepire una metodologia coerentemente ai presupposti di base della medicina centrata sulla persona.

Fare domande retoriche: sono le domande che orientano la risposta delle persone. Il più delle volte sollecitano le risposte che riflettono le aspettative di chi le ha poste.

Esprimere giudizi morali: giudicare una persona può determinare una reazione di blocco o al contrario di opposizione. In altri casi può indurre dissimulazione. Il giudizio inoltre tende a produrre un senso di colpa che certamente non favorisce un clima di fiducia e alleanza. Il Counselor non è un giudice.

Parlare troppo: le persone non hanno bisogno di essere istruite da un saccente. Un counselor logorroico è spesso un narcisista oppure è un counselor che tenta di colmare, non tollerandoli, i momenti di silenzio che comunque hanno sempre un significato.

Offrire soluzioni: può indurre una dipendenza dal counselor e al tempo stesso deresponsabilizza le persone. Il docente non deve mirare tanto alla soluzione del problema in sé ma all'osservazione dei processi che sono messi in gioco. Inoltre offrire una soluzione significa per lo stesso docente non acquisire la possibilità di soluzioni alternative.

Far troppe domande: il counseling non è un interrogatorio. Un atteggiamento indagatore tende a erigere le difese del paziente e spesso ingenera ostilità.

Centrare il colloquio sul problema: è come girare il coltello nella piaga. E' l'errore più grave perché ci si distoglie dalla persona. Insistere su un problema distoglie dalle risorse e possibilità tenendo altresì presente che il problema riportato da una persona è ciò che in quel momento contribuisce a non farlo precipitare in una sofferenza più grande.

Farsi manipolare dal paziente suffragando richieste prive di un senso clinico.

Interpretare con troppo fretta: pensare di aver compreso la dinamica dei problemi con troppo anticipo, prima di aver conosciuto la persona nella sua globalità, può essere fuorviante ed aprire la strada all'incomprensione e ad ulteriori false soluzioni.

Farsi coinvolgere da richieste affettive. Può accadere che un paziente, soprattutto un adolescente, possa vedere nel counselor un sostituto paterno o materno. In tal caso, pur utilizzando questa interpretazione in modo terapeutico a vantaggio dello stesso paziente, non bisogna cadere nella trappola.

Non far esplicitare un'idea suicida: l'esplicitazione di un'idea suicida può salvare il paziente e inoltre mette subito in evidenza i valori del paziente che possono impedirne la realizzazione.

Ritenere il counseling un atto non medico e di conseguenza non dare peso ad una visita medica se questa è necessaria. Non è infrequente che alcuni allievi siano portati a ritenere il counseling un trattamento "psicologico" e quindi ad agire in tal senso ignorando sintomi organici importanti da indagare anche con l'aiuto della tecnologia.

La valutazione della qualità dell'allievo

Il corso di insegnamento del counseling nella Scuola Medica dell'Università Ambrosiana di Milano è strutturato in un arco temporale triennale (corso introduttivo, intermedio e avanzato) al fine di costruire negli allievi quelle qualità che consentono di accedere all'anno successivo.

Nel *corso introduttivo* vengono valutati gli aspetti di base del counseling:

a) *Percezione dei fenomeni empatici*

b) *Interpretazione dei fenomeni empatici*

L'allievo deve essere in grado di percepire ed interpretare i fenomeni empatici attraverso un'attenta osservazione ed ascolto della persona. Oltre che ai contenuti di un discorso deve essere attento a quella che definiamo comunicazione non verbale. Attraverso l'analisi del non verbale l'allievo impara a cogliere quelle incongruenze dei pazienti che possono rivelare problematiche diverse rispetto a quelle presentate.

Gli elementi da prendere in considerazione nell'analisi della comunicazione non verbale che l'allievo deve conoscere sono:

Modo di presentarsi

Si intende l'impressione che si riceve osservando per la prima volta una persona. Da come *si prsenta,* si ricava un certo giudizio che potrà essere confermato o disconfermato nel prosieguo della conoscenza.

Nella presentazione vanno presi a loro volta in considerazione i seguenti aspetti:

-andatura

-stretta di mano

-abbigliamento

-comportamento spaziale

-postura

Ogni aspetto preso singolarmente ha poco valore ma inquadrato nell'insieme assume una connotazione o di conferma o di incoerenza con gli altri elementi osservati. Quindi il tutto va sempre contestualizzato.

L'**andatura** può rivelare molto sull' interlocutore, in particolare sul suo tono affettivo. I soggetti depressi tendono a camminare lentamente, a testa bassa. Il timido o l'insicuro avranno un passo lento e titubante. Un ingresso spavaldo potrebbe celare insicurezza oppure uno stato euforico. Chi non ha fiducia nel counselor potrà incedere con titubanza magari guardandosi intorno con aria sospetta.

La **stretta di mano** può fornire altre indicazioni. Da come ci viene posta si può desumere una timidezza, uno stato di agitazione, sicurezza, diffidenza ecc.

L'abito non fa il monaco è un detto antico; in realtà l'**abbigliamento** ha la sua importanza.

Il depresso tende a curar poco il proprio abbigliamento, apparendo spesso trasandato, diversamente dall'ossessivo che si cura dei minimi particolari. Anche gli accessori (gioielli, trucco, pettinatura) assumono valenze particolari. Una donna pesantemente truccata potrebbe manifestare atteggiamenti seduttivi nei confronti del counselor. Negli adolescenti imperversa il conformismo di gruppo per cui troviamo centinaia di soggetti vestiti allo stesso modo, spesso organizzati in gruppi caratterizzati da mode diverse (i metallari, gli hard, punk ecc.) variabili nel tempo.

Il **comportamento spaziale** varia in relazione alla personalità, allo stato emozionale, alla cultura ed al significato da esprimere. Possiamo suddividerlo in due componenti:

-vicinanza

-orientamento

La vicinanza , che potremmo definire come distanza tra due persone , è stata analizzata da T. Hall nel 1969. Hall l'ha classificata in: intima, personale, sociale e pubblica.

La distanza intima ha luogo in due sole condizioni : nel rapporto affettivo e nelle manifestazioni aggressive (o di attacco). E' ovvio che nella prima situazione concediamo l'ingresso nel nostro spazio intimo diversamente dal secondo caso nel quale vi è una violazione. I pugili prima di un incontro si fissano negli occhi ponendosi a pochi cm l'uno dall'altro in una sorta di duello spaziale.

La distanza personale evidenzia quella che è la nostra "bolla d'aria" uno spazio che tendiamo a mantenere nella quotidianità ma che consente ancora il contatto fisico. Le femmine tendono generalmente a stare più vicine all'interlocutore rispetto ai maschi. Da numerosi studi sperimentali si è visto che i carcerati violenti hanno bolle d'aria più ampie rispetto a quelli non violenti; gli schizofrenici hanno bolle d'aria ampie quasi a dimostrare la loro lontananza dal mondo reale.

Quando la nostra bolla d'aria viene "invasa" da altre persone proviamo fastidio ed imbarazzo.

L'autobus ci offre altri esempi. Quando ci si siede su una fila libera molte persone tendono ad occupare il sedile a fianco con borse, cappotti, giornali ecc. a titolo di scoraggiamento per chi si vuol sedere, salvaguardando in tal modo il proprio spazio personale. I più furbi si siedono sul sedile lungo il corridoio e occupano quello al finestrino. La cosa generalmente funziona perché coloro che salgono cercano a loro volta i due posti liberi. Se questi non sono disponibili allora con rassegnazione si va a disturbare col classico "è libero?".

Quando riceviamo qualcuno, osservare la distanza che questi mantiene nei nostri confronti può indirizzarci ad una prima impressione. Vi sarà chi avanza con molta titubanza allungando il braccio per porci la mano o chi ci verrà incontro con molta foga stringendoci la mano con forza e magari dandoci una pacca sulla spalla. Certo un soggetto depresso difficilmente si avvicinerà con la seconda modalità. Vi è poi chi rimane ad una distanza maggiore, di "sicurezza", come il timido o l'impaurito o il diffidente. Ogni atteggiamento va sempre contestualizzato nell'insieme della gestualità.

La distanza sociale è tipica nelle situazioni gerarchiche o comunque in quelle situazioni dove vi è una diversa distribuzione dei ruoli. Anche il docente può essere inserito in questa fascia. A tale distanza assumono maggior rilievo la voce e lo sguardo.

La distanza pubblica è tipica dell'oratore. E' la distanza che afferma la netta diversità di ruoli e potere.

L'orientamento è relativo alla disposizione spaziale che assumiamo rispetto ad un'altra persona. Due persone che devono avere un chiarimento (magari preceduto da un conflitto) tenderanno a sedersi intorno ad un tavolo a faccia a faccia. Il faccia a faccia implica una disponibilità allo scontro. E' tipica di un rapporto gerarchico come può esserlo una situazione di esame o una trattativa sindacale. Sedersi agli estremi opposti di un tavolo rettangolare ha il significato di mantenere le distanze.

La disposizione fianco a fianco è frequente nei rapporti di amicizia o quando si discute dei particolari.

Le cose si complicano quando le persone sono più di due. Spesso orientarsi verso una persona piuttosto che un'altra può indicare la "scelta" alle tesi di quella persona o maggiore simpatia. In ogni caso l'orientamento va valutato dinamicamente.

La postura altro non è che il modo di stare in piedi, seduti oppure sdraiati. L'osservazione attenta della postura fornisce parecchie informazioni riguardo lo stato emotivo e intenzioni di chi stiamo osservando. L'assunzione di un atteggiamento posturale può essere volontaria (sottoposta ad un controllo razionale) oppure inconsapevole.

Esistono posture semivolontarie quando ad esempio accorgendosi di esserci lasciati andare cerchiamo di darci un contegno.

Nell'osservare una postura dobbiamo far riferimento al tronco ed al movimento delle braccia e delle gambe. Le braccia chiuse o incrociate e le gambe incrociate indicano autoprotezione, atteggiamento di difesa o chiusura verso l'interlocutore. Le braccia aperte e rilassate mentre si è seduti manifestano un rapporto disteso e/o di accettazione dell'altro. Le mani appoggiate in grembo una sull'altra indicano tranquillità ma se sono contratte (una mano che stringe l'altra con forza) possono indicare uno stato ansioso o timore. Spesso il tenersi le mani richiama la ricerca di sicurezza e/o autoprotezione (sono mani che cercano un appiglio).

Le gambe incrociate col tronco spostato lateralmente a 90° rispetto all'interlocutore è interpretabile come timore di non riuscire a difendersi in modo adeguato dall'aggressione psicologica dell'avversario. Le gambe accavallate in modo eccessivo da parte delle donne possono denotare civetteria o tentativo di seduzione. Le gambe accavallate con caviglia appoggiata al ginocchio opposto indicano una tendenza all'attacco, cioè l'essere pronti ad intervenire, a scattare.

Un tronco rigido può denotare ansia. Un tronco inclinato in avanti può rivelare la ricerca di maggiore attenzione o una richiesta di accettazione da parte dell'altro. Il depresso tende a restare immobile col tronco abbassato e spalle curve.

E' certamente difficile analizzare le varie posture limitandosi al tronco e agli arti. Ogni gesto, ogni posizione va sempre valutata in modo dinamico e nell'insieme del comportamento per esprimere un giudizio definitivo. Però cominciare ad osservare i vari pezzi ci aiuta alla fine a comporre il mosaico.

2) Segni logici

Il termine logici si riferisce alla consapevolezza ed intenzionalità di un gesto. Si distinguono in gesti simbolici e gesti illustratori.

I **gesti simbolici** sono gesti convenzionali che hanno quindi un significato definito e condiviso in una determinata cultura o all'interno di un gruppo. Ogni cultura possiede dunque i propri simboli. Esistono gesti simbolici pan-culturali che riguardano essenzialmente i bisogni fondamentali dell'essere umano quali il dormire, il mangiare, il bere, ecc.. Sono molto utili ad esempio quando andiamo in un paese straniero e cerchiamo di farci capire.

Altri rappresentano le più comuni attività umane come ad esempio lo scavare, il camminare, il portare un peso ecc... Spesso si adoperano nelle situazioni in cui la comunicazione verbale è ostacolata o vietata da una norma sociale (come al cinema o durante una conferenza) oppure sono istituzionali (come il segno della Croce).

Anche alcune espressioni del viso possono essere simboliche come il far l'occhiolino quale manifestazione d'intesa.

Esempi ulteriori: le corna, l'OK, le dita a V per vittoria, il ciao con la mano, il dito sulla tempia per indicare pazzia, il vattene con il pollice flesso sul palmo e le altre dita estese. Molti gesti volgari hanno un contenuto simbolico: forse per limitare la volgarità storicamente ci si è limitati ai gesti.

I **gesti illustratori** hanno lo scopo di enfatizzare o sottolineare alcune frasi o parti di un discorso. Quindi diversamente dai simbolici sono segni oggettivi che ampliano, completano ed in alcuni casi, sostituiscono la comunicazione verbale alla quale sono legati. Sono appresi durante l'infanzia e l'adolescenza e risentono dell'ambiente culturale nel quale si sviluppano. E' noto ad esempio che i meridionali fanno un maggiore uso della gestualità rispetto ai settentrionali. Molti personaggi televisivi o esponenti politici fanno abbondante uso di gesti illustratori.

Si distinguono in *deittici*: indicano un oggetto (col dito indice) o una persona (col palmo della mano. L'indice per indicare una persona ha infatti carattere accusatorio od offensivo).

Bacchette (due dita o i palmi delle mani aperte davanti al viso) che scandiscono o enfatizzano le parti di un discorso. *Ideografi* che stanno ad indicare il corso del pensiero. *Spaziali*: descrivono le relazioni spaziali (un pesce lungo così...). *Cinetografi* che indicano un'azione del corpo (scavare, correre, tagliare un tronco ecc.). *Iconografici*: indicano la forma dell'oggetto in argomento. Si può osservare un allenatore di calcio durante una partita per impratichirsi...

3) Le espressioni del volto

Il volto si dice sia il primo luogo delle manifestazioni dell'emozione. Dal volto possiamo in effetti desumere molti messaggi. L'espressione del volto è generalmente inconsapevole, a meno che si cerchi di utilizzarla per dissimulare un'emozione. Le emozioni che osserviamo su un volto sono dunque al limite della soglia di consapevolezza: a volte ce ne rendiamo conto altre volte no. E' difficile descrivere un'espressione del viso. Vanno presi in considerazione i movimenti dello sguardo, degli occhi, delle sopracciglia e delle labbra. Anche la tensione dei muscoli del viso può rendersi apprezzabile.

Per le sopracciglia Argyle (1974) ha proposto il seguente schema:

- completamente inarcate: incredulità
- semi-inarcate: sorpresa
- normali: nessun cambiamento
- semi abbassate: perplessità
- completamente abbassate: collera

Per lo sguardo ci appropriamo della teoria di Sulger (1989)

- fisso: immobilismo, desiderio di non impegnarsi
- mobile, multidirezionale: vivacità, instabilità, dispersione, sospetto
- diritto davanti a sé: facilità di contatto, calato nel presente, attenzione
- verso l'alto: idealista, sognatore
- verso il basso: reticenza , importanza delle contingenze materiali
- verso sinistra: introversione
- verso destra: idealismo

Sguardo ironico, sguardo torvo, sguardo indagatore...

4) Segni analogici

Sono tutti i gesti compiuti senza il rigido controllo della coscienza. Nelle condizioni di dissimulazione sono in contrasto con l'espressione verbale che li accompagna e l'analisi di questa incoerenza è fondamentale per comprendere i veri stati d'animo degli altri e per smascherare i dissimulatori. Gli investigatori sonop generalmente istruiti a cogliere questi segni.

33

Al gruppo dei segni analogici od emozionali appartengono i gesti regolatori e quelli adattatori.

I **gesti regolatori** hanno lo scopo di regolare l'interazione verbale modificandone o no il suo andamento invogliando l'interlocutore a proseguire, interrompersi, ripetere, affrettarsi ecc... In un certo senso influenzano il comportamento comunicativo di chi sta parlando. Consistono in movimenti del capo, variazioni dello sguardo, cambiamenti di posizione, movimenti delle braccia e delle mani. Se durante un esame il docente aggrotta le sopracciglia viene il sospetto di aver detto qualche scemenza e magari ci si blocca. Allo stesso modo il tamburellare delle dita sul tavolo denota impazienza. Se durante una conferenza molte persone cominciano a dimenarsi sulle sedie, abbassano lo sguardo o si guardano attorno probabilmente si stanno annoiando. In tutte queste situazioni chi sta parlando regola la sua comunicazione in relazione ai feedback che riceve.

I **gesti adattatori** sono finalizzati a migliorare il proprio stato emotivo allo scopo di auto-rassicurazione. Sono appresi durante l'infanzia come parte di sforzi di adattamento per soddisfare se stessi o i bisogni corporei o per dirigere le emozioni.

Si distinguono in gesti di auto-contatto che consistono nel toccarsi una parte del corpo, strapparsi ipotetiche pellicine dal viso, asciugarsi le labbra con la lingua, toccarsi od arricciarsi i capelli, accarezzarsi un braccio ecc... Tutti in ogni caso stanno a rivelare un cambiamento nello stato emotivo del soggetto che possiamo individuare con un'osservazione attenta e un continuo allenamento.

Gesti di altrui contatto che consistono nel toccare l'interlocutore. Un esempio è la pacca di incoraggiamento. E' tipico degli individui che hanno la necessità di rassicurarsi della realtà della loro comunicazione investendola di una carica affettiva. Le influenze culturali sono notevoli: i popoli arabi utilizzano molto il contatto diversamente dagli orientali. I giapponesi non danno la mano ma fanno l'inchino. Gesti barriera: si utilizzano per difendersi da situazioni che ci creano difficoltà. Toccarsi un lembo del vestito, rigirarsi continuamente l'orologio tra le mani, succhiare le stanghette degli occhiali, sfilare e reinfilare l'anello al dito, giocare con i bottoni del vestito ecc., sono esempi di gesti barriera.

5) Segni vocali non verbali

Li distinguiamo in due categorie principali: i segni strettamente connessi al discorso ed i segni paralinguistici, che al contrario sono indipendenti dal discorso.

I **segni connessi al discorso** riguardano tre aspetti del parlato: il ritmo, il tono ed il timbro. Il ritmo è relativo alla velocità del discorso quindi avremo ritmi lenti e veloci. Una persona depressa difficilmente avrà un ritmo veloce diversamente da un ansioso.

Il tono è ciò che da colore al parlato. Si distingue in basso, medio ed acuto. Il tono seduttivo è un tono basso. Il depresso tende ad avere un tono basso, l'ansioso elevato. Le variazioni di tono si apprezzano quando ad esempio si racconta una favola ai bambini e ci si immedesima nei vari personaggi. Anche nel counseling può accadere che un paziente cambi improvvisamente tono: c'è sempre una motivazione. Un adolescente che si esprime con voce piagnucolosa ad esempio, manifesta il suo voler tornare bambino. Il timbro è generalmente codificato dalla lingua di appartenenza. E' nota ad esempio la diversità tra l'inglese parlato in Inghilterra e quello negli USA. Questi segni sono decodificati dall'emisfero cerebrale destro. Il cane è particolarmente dotato di questa funzione di decodificazione. Il cane infatti capisce se siamo gentili od aggressivi.

I **segni paralinguistici** riguardano le caratteristiche dipendenti dall'età (voce da bambino),

sesso (voce da uomo, da donna) e condizioni di salute di una persona, l'accento (pugliese, romano, veneto ecc.), la pronuncia.

c) *Ascolto e facilitazione della parola*

Un counselor deve necessariamente favorire la parola del paziente. E' chiaro che ciò risulta più difficile con le persone timide o coartate, ma la capacità del counselor sta proprio nel riuscire in tali situazioni. L'ascolto deve essere attento perché di fronte ai silenzi si può "rilanciare" il colloquio utilizzando parole, espressioni e concetti comunicati dal paziente. Un ascolto attento induce generalmente una maggior fiducia in quanto sintomo di interesse e accoglimento della persona. Nel caso delle persone logorroiche l'ascolto si fa più difficile e nasce la necessità di selezionare concetti, frasi o parole che si ritengono più significativi. Si deve cercare di contenere senza annichilire.

d) *Mettere tra parentesi il problema*

Il termine non deve indurre all'equivoco che il problema vada ignorato. Mettere tra parentesi significa accantonare per un momento la problematica clinica presentata per entrare nel mondo della persona. E' frequente infatti che le persone siano chiuse nella loro problematica e che vengano viste solo come pazienti. Distogliere lo sguardo per guardare oltre è indubbiamente un'operazione già terapeutica perché è la base di partenza per attivare le loro risorse e possibilità.

e) Stabilire un clima di fiducia ed alleanza

Questo è il primo obiettivo strategico a cui deve mirare il counselor. Se non si instaura un clima di fiducia la persona difficilmente sarà disposta a tornare per ulteriori colloqui oppure cercherà di manipolare in qualche modo il counselor. Il raggiungimento dell'alleanza si desume dalla comunicazione empatica e da quella esplicita.

f) Indurre alla concretezza

Alcuni pazienti potrebbero fare dei discorsi vaghi ed impersonali con la tendenza a divagare su ampie tematiche. Il counselor deve saper far uscire queste persone dall'indeterminatezza cercando di riportarle ad un piano più concreto ed attuale.

g) Chiarificazione

Se un concetto viene espresso in modo poco comprensibile o lascia il dubbio circa la sua interpretazione è utile chiedere al paziente dei chiarimenti magari utilizzando degli esempi. Ciò, oltre che a rendere le cose più chiare al counselor, aiuta le persone ad effettuare uno sforzo cognitivo.

h) Capacità interlocutorie

E' in definitiva la modalità e capacità di condurre un dialogo col paziente. Interloquire in modo corretto significa essenzialmente dosare le parole, le domande, connettersi ai concetti espressi dal paziente e così via. E' un'opera di equilibrio nella quale le persone devono essere libere di esprimersi al di fuori di condizionamenti.

Nel *corso intermedio* l'allievo comincia ad affinare le proprie capacità entrando nell'aspetto maieutico della relazione. Si tratta in definitiva di costruire un progetto terapeutico che neutralizzi le minacce, implementi le risorse, le possibilità al fine di risolvere i problemi migliorando la qualità della persona.

a) Evidenziare minacce

E' importante perché alcune minacce andrebbero neutralizzate immediatamente, come un pensiero suicida o il perpetrarsi di una violenza fisica o la presenza di una sindrome clinica acuta.

b) Capacità maieutica di evidenziare: risorse, punti di forza, possibilità, dinamica dei problemi.

Tutte le persone sono provviste di risorse. Alcune persone attingono spontaneamente e spesso inconsciamente a tali risorse, per altre è necessario che il counselor le aiuti a farle emergere. Le risorse appartengono al mondo somatico, psicologico, affettivo e spirituale e quindi hanno locus nel mondo familiare, amicale, sociale, scolastico e ovviamente soggettivo. La loro individuazione è di fondamentale importanza perché attraverso la loro messa in campo la persona si apre al mondo delle possibilità. Capita frequentemente che le persone scoprano, quasi sorprese, di possedere delle potenzialità. Esempi di risorse "generiche" sono l'autostima, la forza dell'io, la fede, la vitalità, l'autonomia. Quando una risorsa ha una valenza maggiore di altre potremmo definirla come punto di forza. Un punto di forza è estremamente importante nelle strutture pronte al collasso (es. i suicidi). Il counselor dopo l'operazione maieutica delle risorse e la valutazione della loro consapevolezza da parte del paziente, deve cercare di indurre lo stesso a traslarle sul piano dell'azione. Il confine tra risorsa e problema a volte può essere labile e si può cadere nell'errore di ritenere una risorsa ciò che in realtà è un problema. Rendere il paziente consapevole dell'origine dei problemi, della loro dinamica evolutiva potrebbe determinare una loro diversa valutazione da parte del paziente.

c) Identificazione del problema come falsa soluzione

I problemi presentati spesso rappresentano la soluzione di altre problematiche. E' la soluzione, per certi versi originale e creativa, che il paziente porta al medico per poter reggere una situazione intollerabile. Ne consegue che i pazienti sovente sono resistenti ai tentativi di eliminare il problema che, in quel momento è per loro un sostegno. In alcune circostanze la rimozione drastica del problema potrebbe paradossalmente rappresentare un danno aprendo la strada ad ulteriori problematiche.

Il counselor dovrebbe sempre chiedersi:*"cosa vuole risolvere con questo problema?"* Va sottolineato che non necessariamente la sua interpretazione aiuta a risolverlo: spesso l'origine rimane un mistero.

d) definizione degli obiettivi parziali

Ad ogni colloquio il counselor dovrebbe stabilire degli obiettivi. Non è produttivo fare colloqui fini a se stessi. E' quindi necessario intraprendere tutte quelle azioni per creare possibilità e risorse risolutive per neutralizzare i problemi attraverso obiettivi parziali. Gli obiettivi possono anche essere spiegati al paziente il quale si sentirà parte attiva del proprio progetto terapeutico. Gli obiettivi sono relativi alla sfera psicologica, biologica e spirituale.

e) Induzione della domanda di significato

Non sempre c'è consapevolezza del significato delle proprie azioni e sentimenti. Indurre la domanda di significato ha un effetto terapeutico ed al tempo stesso apre la strada ai valori del paziente. Anche dare un senso alla propria condizione aiuta le persone ad essere più attive perché il non attribuire un significato alla sofferenza è fonte di depressione e ritiro.

f) Induzione della domanda etica dell'esperienza

La domanda etica è parte integrante di un programma terapeutico. Il counselor deve portare il paziente a chiedersi "E' vero che questo è un bene per me?". Ovidio aveva posto la domanda etica nei suoi due termini essenziali quando scrisse: "video meliora proboque [verità sul bene] et deteriora sequor [condizione della scelta]". L'etica apre dunque il capitolo della libertà individuale e della responsabilità delle proprie scelte.

Nel *corso avanzato* la valutazione della qualità del counselor si basa sulle capacità di:

a) Conduzione giochi relazionali

I giochi relazionali contribuiscono alla conoscenza della persona e sono un'esperienza di campo ludico. Si tratta di esplorare la forza e tenacia della persona (forza dell'io) mediante il braccio di ferro, l'equilibrio e capacità nel trovare soluzioni creative (piede contro piede) e la capacità di difendere ed attaccare (una specie di scherma con le mollette dei panni) utile quest'ultima nei soggetti passivi ed insicuri.

Le persone che si cimentano nei giochi relazionali possono esplicitare risorse che spesso non sono percepite dalle stesse.

b) Applicazione programma "Kairos"

Il programma Kairos ideato dal prof. G. R. Brera, in origine è stato concepito per gruppi di adolescenti ed era finalizzato ad obiettivi nel campo dell'educazione alla salute. Trova però un'applicazione anche a livello individuale con risultati spesso positivi soprattutto in situazioni ritenute difficili e quasi irrisolvibili.

Il programma è centrato sulla elaborazione creativa di alcuni temi costruendo il tempo opportuno (Kairos) per conoscere nuove realtà simboliche, comportamentali, spirituali.

Tale metodo consente l'esperienza della storia personale diventando strumento di catarsi e di recupero di autostima. Fornisce la possibilità di costruire un significato oggettivo alla soggettività. Il programma consente, in relazione ai temi, di fare esperienza di:

- Senso della relatività umana di fronte all'universo fisico (esperienza del senso dell'*infinito*)

- *Armonia* tra il macro e il micro nella natura e nell'uomo (esperienza del senso di perfezione nella natura)

- *Tempo* (esperienza del tempo come limite e possibilità)

- *Verità* (esperienza del significato oggettivo)

- *Amore* (esperienza della responsabilità nell'amore)

- *Bellezza* (esperienza estetica)

- *Sofferenza* (esperienza del dolore)

- *Vita* (esperienza della vita umana nelle sua dimensione biologica, psicologica e spirituale)

- *Morte* (la morte nella sua dimensione biologica, psicologica e spirituale)

- *Bene*

- *Male*

- *Dio*

- *Realtà* (esperienza dell'essere reali o non reali)

c) Chiusura del colloquio

Il congedo dal paziente non è un atto formale. Il counselor deve decidere le modalità di fissare un appuntamento successivo e l'eventuale cadenza degli incontri. Il modo con il quale il paziente si congeda nei confronti del counselor, può rivelare empaticamente quanto quest'ultimo sia stato accogliente e disponibile. In genere prima di congedarsi è opportuno fare una sintesi del colloquio al paziente e illustragli gli obiettivi del colloquio successivo. A volte per le persone apprensive l'anticipare i contenuti dell'incontro successivo potrebbe renderle più ansiose e essere spinte a "prepararsi" perdendo la spontaneità. Ne consegue che ogni valutazione del counselor non può prescindere dalla valutazione della persona che sta aiutando. Da come si congeda la persona possiamo anche trarre la certezza o meno del raggiungimento della fiducia e dell'alleanza. Con le debite eccezioni, se una persona rifiuta un successivo colloquio dopo il primo è evidente che è stato commesso qualche errore. Un buon counselor non è colui che non fa errori (nessuno è perfetto!) ma colui che ne diviene consapevole. L'errore è sempre fonte d'apprendimento.

Conclusioni

Il counseling centrato sulla persona è per il Medico un compito maieutico che integra competenze scientifiche, sensibilità umana ed etica. Maieutico non solo rispetto al paziente ma anche verso se stesso. Il Medico ha il dovere etico di trarre da sé il meglio perché il "fare" non è scindibile dall'essere.

"La prevenzione e la cura devono essere insegnate come azioni volte ad aiutare la crescita delle possibilità e delle risorse personali del paziente, permettendogli di costruire la consapevolezza del suo significato come persona libera e responsabile e fornendo le difese contro i rischi immediati che minano la sopravvivenza della mente, del corpo e dello spirito e il collasso delle difese (apprendimento centrato sulla evidenza delle risorse)" [da: Manifesto epistemologico della Medicina centrata sulla Persona di G:R: Brera].

BIBLIOGRAFIA

V. Frankl (1946) *Uno psicologo nei lager, Milano, Ares.*

G. R. Brera (1996) *A Revolution for the Clinical and the Biomedical Research: the Determinate and the Quality Indeterminate Relativity of Biological Reactions. Milano: Università Ambrosiana.*

G. R. Brera (1999) Manifesto epistemologico della Medicina Centrata sulla Persona

G.R. Brera (1999) *Il metodo kairos in educazione alla salute. Medicine, Mind and Adolescence, vol. XIV, n.1-2 – Istituti Editoriali Poligrafici Internazionali, Pisa.*

G.R. Brera (2000) *La medicina centrata sulla persona e la formazione dei medici nel terzo millennio, Istituti Editoriali Poligrafici Internazionali, Pisa*

W. R. Bion (1983) *Esperienze nei gruppi, Armando, Roma*

Kurt Lewin (1965) *Teoria dinamica della personalità, Giunti, Firenze*

A. Maslow (1954) *Motivazione e personalità, Armando, Roma*

A. Bandura (1996) *Il senso di autoefficacia, Edizioni Centro Studi EricksonD.*

Anzieu (1996) *L'Io-pelle familiare e gruppale, Interazioni n.1, Franco Angeli*

H. Kohut *Introspezione ed empatia: Raccolta di scritti (1959-1981), Bollati Boringhieri*

R. Pally (1998) *Emotional processing: the mind-body connection, International Journal of Psycho-Analysis, 79, 349-362C.*

Rogers (1957) *The necessary and sufficient conditions of therapeutic change, Journal of Consulting Psychology, 21, 295-3O3C.*

Rogers (1999) *La terapia centrata sul cliente, La Nuova Italia*

E. Titchener (1909) *Experimental psychology of the thought processes, Macmillan, New York*

P.Fonagy, M.Steele, H.Steele, T.Leigh, R.Kennedy, G.Mattoon, M.Target. (1995) *Attachment, the reflective self, and borderline states: The predictive specificity of the Adult Attachment Interview and pathological emotional development. In: Goldberg S., Muir R. & Kerr J. (eds) Attachment theory: Social, developmental and clinical perspectives, Analytic Press, New York*

T. Hall (1988) *La dimensione nascosta, Bompiani*

M. Argyle (1982) *Il corpo ed il suo linguaggio. Studio sulla comunicazione non verbale, Zanichelli.*

Mastronardi (1988) *Le strategie della comunicazione umana. Franco Angeli*

J.Panskepp, E. Nelson, & M.Bekkedal (1997) *Brain systems for the mediation of social separation-distress and social-reward. Annals of New York Academy of Sciences 807: 78-100*

C. Trevarthen, (1998) *Empatia e biologia, Raffaello Cortina*

E. Wolf (1988) *La cura del sé, Astrolabio, Roma, 1993*

R. Cerri Musso (1995) *La pedagogia dell'Einfühlung: saggio su Edith Stein, La Scuola, Brescia*

Gallese V., Goldman A. (1998) *Mirror neurons and the simulation theory of mind-reading. Trends in Cognitive Sciences, 2*

Rizzolatti G., Craighero L., (2004) *The mirror-neuron system, Annual Review of Neuroscience.27:169-92*

CASI CLINICI

RITRATTI PRIVI DI VOLUME

Entrare nel mondo dei disturbi del comportamento alimentare significa viaggiare in una dimensione del tutto particolare, governata da un tiranno, amato e odiato, rispettato e temuto nel medesimo tempo: il cibo. Ma non è l'alimento ad essere il problema: è la persona ad elevare il cibo al rango di tiranno. Attraverso il despota si governa il mondo, la propria vita, i propri familiari. Attraverso di lui si sperimenta il potere, il dominio; ci si sente qualcuno al di sopra di tutto e di tutti. Ma è un potere effimero che prima o poi sfugge al controllo e da dominatori si diviene succubi fino all'annullamento totale, al disprezzo di sé, all'autodistruzione.

Eppure, andando oltre quell'impressione iniziale di rigidità, di ostinazione, di sicurezza, si intravedono, nascoste dietro questa maschera, e poi successivamente si rivelano, una grande disperazione, una estrema sofferenza ed insicurezza. Il cibo assume una valenza comunicativa: il divenire sintomo rivela un bisogno nel quale si può identificare l'aspirazione legittima di ogni essere umano, cioè l'esistere come essere unico ed irripetibile. E il filo conduttore che lega, pur nella loro unicità, le persone anoressico/bulimiche, è questo voler esserci, la ricerca di un'identità e di un senso. La bulimia e l'anoressia non sono patologie ma sintomo di una soluzione terapeutica della persona ad un dramma esistenziale.

In un'epoca nella quale il culto dell'efficienza e dell'immagine dominano la scena vi è il rischio che una persona intenta alla costruzione della propria identità come l'adolescente, tenda a spostare l'attenzione dal sé all'estetica. Si finisce per rapportare il proprio valore, la propria autostima ai Kg, ai centimetri, alle forme corporee. Ma perché questa soluzione e non altre? Perché cercare a tutti i costi la magrezza? E' possibile che ciò sia in relazione alla ricerca di un ruolo da parte della donna che, nella attuale organizzazione sociale, si trova a sostenere il conflitto tra ruolo materno, connaturato al fatto di nascere femmine, e realizzazione professionale richiesta dai canoni culturali attuali (una donna manager obesa non suscita troppi entusiasmi...). Annullare la propria identità femminile (l'amenorrea è sintomo cardine dell'anoressia) diventa allora necessario per sentirsi accettate e valorizzate. Del resto non bisogna dimenticare che nell'attualità storica si assiste quotidianamente all'annullamento della donna madre (contraccezione, aborto, bassa natalità). In effetti l'incremento di tali problematiche si è avuto proprio in coincidenza della cosiddetta rivoluzione femminista negli anni 60. Contraddizione palese il voler rimarcare il proprio ruolo uniformandolo a quello maschile. E' inevitabile che questo "non-esserci", questo "apparire" determini prima o poi un vuoto, un vissuto di inutilità e di inadeguatezza. Un vuoto proiettato in un futuro altrettanto vuoto. Una ricerca disperata di identità. Il "troppo" o il "niente" alimentari come modalità di recupero del sé, di una presenza reale. L'accoglienza in tale quadro diviene fondamentale. Accogliere una persona significa già attribuirle un'identità: quella di essere umano e non di paziente che spesso viene catalogato come un bagaglio (presa in carico , restituzione!).

E' facile "dialogando" con una persona anoressico/bulimica avvertire un senso di impotenza. Si ha cioè l'impressione di essere in una strada senza sbocchi, di sbattere contro un muro e dunque di vivere le identiche sensazioni di fallimento e d'impasse che vivono gli stessi pazienti. La via d'uscita per il terapeuta a quel punto è di considerare la persona un paziente cronico, una soluzione che toglie peraltro ogni responsabilità e ci "salva" professionalmente, magari delegando il tutto ad un farmaco. C'è un dipinto di Magritte che rappresenta un enorme masso posto su una montagna. Sembra in bilico, pronto a cadere. Questo dipinto io lo considero la metafora dell' inguaribilità. Il masso incuriosisce per la sua dislocazione ma al tempo stesso mette paura. Si rischia di esserne investiti. Meglio girare al largo, magari mandarci qualcun altro, oppure ignorarlo lasciandolo al proprio destino. O ancora tentare di puntellarlo. In ogni caso lo vedremo sempre come un masso "anomalo". Certo forse esiste anche l'irrecuperabile, ma dovremmo quanto meno interrogarci sul senso di certi percorsi terapeutici che scotomizzano la persona. Porsi da subito obiettivi "standardizzati" su un modello eziologico espone queste persone al senso di fallimento precipitandole ancor di più nella depressione, nella disistima di sé. Al contrario stimolarle, apprezzarne i tentativi, anche quelli non andati a buon fine, agire sulle loro risorse, mettendo da parte il problema, restituisce loro un senso di dignità che è aspetto fondamentale e decisivo per indurre dei miglioramenti.

Il primo incontro avviene con la presenza della madre, la quale , nel parlare dei problemi della figlia mi comunica empaticamente un certo distacco. Quando parla Roberta la madre non la interrompe e la ragazza , nonostante la presenza materna, non sembra manifestare reticenze.

Roberta è un'adolescente di 17 anni ,di statura media , capelli biondo scuro , occhi azzurri. Il quadro familiare non è certo invidiabile. Il padre è morto in un incidente quando lei aveva tre anni. La madre, giovanile nell'aspetto, lavora in un bar e avverto nel suo atteggiamento un certo grado di arrabbiatura e di sfiducia nei confronti della figlia. A completare il quadro un fratello con problemi di tossicodipendenza da eroina. L'anamnesi la conduco con la presenza della madre. Nata a termine viene allattata fino al 6° mese. Menarca a 13 anni. Nessuna patologia di rilievo. Attualmente assume saltuariamente benzodiazepine per problemi di insonnia ed ansia. Riferisce crampi muscolari notturni, astenia, vaghi dolori addominali, costipazione. Da una fase anoressica che l'aveva ridotta a 38 Kg e che l'aveva costretta all'abbandono scolastico è successivamente virata verso un'esistenza bulimica connotata da numerose abbuffate accompagnate da vomito autoprovocato. Da un anno e qualche mese è amenorroica. Non si evidenzia nulla di patologico all'esame clinico tranne una modesta perdita di capelli e la presenza di alcune carie dentali. Peso pari a 54 Kg per un altezza di 170 cm ; BMI = 18,7 .

Spiego a Roberta che i problemi di astenia, crampi, perdita di capelli e le piccole erosioni dentarie sono legati a deplezione vitaminica e di sali minerali connessi ai ripetuti episodi di vomito. Noto nel suo sguardo un cenno di preoccupazione. Ci accordiamo per la stesura di un diario alimentare e nonostante i dubbi della madre inerenti la capacità della figlia al riguardo, manifesto apertamente la certezza che Roberta eseguirà in modo adeguato il "compito" affidatole. Mentre le comunico questa mia fiducia la ragazza sembra lanciare alla madre uno sguardo di vittoria. L'impressione che ricevo da questo primo colloquio è che ambedue mi stanno un po' antipatiche e che tra loro vi siano atteggiamenti competitivi. Certo la madre non ha avuto vita facile trovandosi sola con due figli molto problematici e evidentemente dovendo lavorare a tempo pieno ciò non le ha consentito di sostenere adeguatamente la loro crescita.

Al colloquio successivo la incontro senza la madre che l'ha comunque accompagnata. Pare allegra , ansiosa di parlare dei suoi problemi in contrasto con i suoi vissuti di depressione e disistima di sé che riporta sul diario compilato in modo diligente.

L'alimentazione di Roberta è caotica. Mangia agli orari più diversi con prevalenza per gli alimenti dolci. Non consuma mai carne e questo certamente contribuisce ad accentuare il grado di carenza marziale evidenziata negli esami ematochimici. In una medesima giornata alterna periodi di digiuno con momenti in cui si abbuffa di cibo. Dopo queste abbuffate vomita volontariamente. Gli episodi di vomito sono frequenti variando da 4 a 12 per settimana. Il vomito è vissuto come liberazione e se ritenuto insufficiente avverte rabbia ed insoddisfazione. Fa abbondante uso di lassativi in relazione a problemi di costipazione. Non svolge nessuna attività fisica e durante il giorno rimane in casa affermando di annoiarsi.

La vita sociale è limitata. Ha un ragazzo ma non sa se ne è innamorata. L'atteggiamento verso la madre è ambivalente: da un lato la colpevolizza per la sua scarsa presenza , dall'altro la assolve in quanto si è ritrovata vedova con due figli da allevare. Il rapporto con il cibo è di amore/odio: nel medesimo tempo lo desidera e se ne vuole liberare nel timore di ingrassare:" *Sentivo il bisogno di liberarmi di ciò che avevo ingerito, desiderio di ricominciare ad ingozzarmi*".

Questo atteggiamento conflittuale, ambivalente, le genera ansia, panico e a volte ricorre all'ansiolitico. E' pero consapevole che il ricorso al cibo è una soluzione per gestire un disagio:" *Il solito desiderio irrefrenabile di cibo come se questo fosse il mio unico modo di riempire il tempo*". Si sente dunque vuota ed il cibo colma questo vuoto interiore ma la precipita in un circolo vizioso nel quale il vomitare la rende di nuovo vuota e desiderosa di riempirsi nuovamente. Il rapporto con il proprio corpo è distorto ed investito di aggressività latente fino all'odio di sé : "*Disgusto e disprezzo verso la mia persona e nei confronti del mio corpo*", "*Mi odio, credo che certe volte mi ucciderei, non riesco ad accettare questo mio fisico* ".

E' certamente preoccupata e la sensazione di perdita di controllo durante le abbuffate è vissuta con paura : "*Ho provato paura e consapevolezza che quello che stavo facendo era sbagliato, ma ero come impossibilitata a smettere* ". Tutto ciò la precipita in uno stato depressivo:" *Senso di tristezza e voglia di morire*" e di autodistruzione.

Manifesta comunque un forte desiderio di cambiamento: "*Desiderio di riuscire a cambiare abitudini* ".

Ha a disposizione buone risorse: è sincera, non negando l'evidenza anche quando la pone allo scoperto; è empatica e consapevole che la problematica alimentare è un paravento a qualcosa di profondo e nascosto dentro di sé che, verosimilmente stenta o non vuole individuare. Nonostante tutto mantiene la capacità di sorridere ed è disposta a mettersi in discussione ed a rischiare.

Un possibile ostacolo potrebbe conseguire da una tendenza al perfezionismo inducendola ad obiettivi a breve termine poco realistici. Se da una parte si sente vuota ed angosciata dall'altra è esigente con sé stessa.

... E' tornata dal mare dove è stata in vacanza col suo ragazzo. Riferisce di non aver avuto alcun episodio di vomito e/o abbuffate in quel periodo ed i pensieri coattivi non hanno avuto un'intensità tale da non potervi resistere. Pare che il "*Far qualcosa come prendere il sole ed andare in giro col ragazzo*" abbia riempito il tempo. Ha continuato però nell'uso dei lassativi sempre messo in relazione ai problemi intestinali. La settimana prima di partire per le vacanze si era "*trasferita*", momentaneamente, nella casa del suo ragazzo. Il motivo del trasferimento è legato indiscutibilmente alla situazione familiare. Tutta l'attenzione della famiglia è concentrata sul fratello tossicodipendente: "*Lui ha un problema serio*" e di conseguenza si sente trascurata, messa da parte: "*Non c'è nessuna attenzione verso di me*". D'altra parte evita di parlare dei suoi problemi in casa , quasi a non voler turbare una sorta di equilibrio: "*Hanno già tanti problemi , se ci metto anche i miei*" e inoltre ritiene i familiari non in grado di capirla" *Per loro desta quasi meraviglia che possa esistere un problema come il mio*".

Alla domanda "ti senti grassa?" risponde negativamente facendo riferimento alla fase anoressica vissuta in passato: "*non è come allora che non mangiavo niente, ero magra come un chiodo eppure vedendo altre ragazze magre ma che rispetto a me non lo erano di certo, mi vedevo comunque grassa. Avevo perso il senso della misura*". Come avevo intuito nel colloquio precedente ammette di essere perfezionista, rigida nelle sue scelte. Nelle discussioni con gli amici non subisce ma: "*Sono io a far valere le mie scelte*". Solo col suo ragazzo è disposta ad una mediazione perché "*Con lui c'è un rapporto diverso*".

Questa radicalità la porta ad un desiderio di cambiamento immediato ed ogni ricaduta è vissuta come un fallimento. La incoraggio sottolineando che i fallimenti non sono tali ma rappresentano solo un segnale che il cambiamento è in atto, ma richiede tempo e pazienza. Pare un po' sollevata. Chiedendole come si sente risponde con: "*Un po' più sicura rispetto a qualche tempo fa, meno vuota*" . Quando le dico che ora lei non mangia per vomitare ma vomita per poter mangiare si mette a ridere e poi lo ammette: "*Sì , sì è vero*". Le porgo un foglio sul quale scrivere nei giorni successivi i vantaggi e svantaggi di una vita senza bulimia. "*Ma è facile!*" risponde. Ha constatato in vacanza che è possibile vivere senza bulimia e il desiderio che ciò si trasformi in quotidianità è ora ancorato al mondo delle sue possibilità.

...Ha trovato un lavoro di impiegata e ne è soddisfatta: "*Fisicamente mi sento meglio, più leggera. Al lavoro non sono assonnata ma ho la mente libera e sveglia. Quando sto con gli altri non mi vergogno di me stessa e ho più voglia di ridere perché non provo sentimenti di odio nei miei confronti ma soprattutto, non ho continui sensi di colpa che mi tormentano*" è quanto scrive riguardo i vantaggi di una vita senza bulimia. "*Ci sono dei momenti in cui sento un bisogno incontrollabile di abbuffarmi di ogni genere alimentare, ma in particolare dolci. Se in questi momenti non sazio il mio desiderio divento nervosa per circa un'ora , sono inavvicinabile e sento di non riuscire a resistere*". Questo è quanto scrive a proposito degli svantaggi derivanti dalla sua condizione.

Ha abbandonato l'uso dei lassativi: "*Li ho fatti sparire dalla mia camera*".

Pare si stia riappropriando delle proprie sensazioni corporee: riferisce una graduale scomparsa dei problemi intestinali e di sentirsi più sicura, più decisa.

Per la prima volta ha mangiato seduta dopo aver apparecchiato. Essendo molto impegnata col lavoro dice di non aver molto tempo per pensare ad abbuffarsi. *"L'importante per me è aver qualcosa da fare, non riuscirei a non far niente"*. Manifesta il desiderio di riprendere a studiare.

... La rivedo dopo tre settimane. E' depressa, non voleva venire perché *"Le cose non sono andate troppo bene"*. Ci sono stati dei problemi a casa per via del fratello tossicodipendente che è scappato e tutta la famiglia si è mobilitata per andare a riprenderlo. In questa situazione si è sentita completamente sola e ha avuto una ricaduta bulimica coincidente con la fuga del fratello. Il nucleo intorno al quale ruotano i vissuti dell'intera famiglia e di Roberta è la tossicodipendenza del fratello. *"Fin dall'inizio dicevo a mia madre e ai miei nonni che mio fratello aveva dei problemi ma non mi ascoltavano. I nonni la pensano diversamente da me e io non ci voglio più andare da loro"*. La notte non dorme sentendo il fratello nella camera accanto alla sua ed è angosciata al pensiero di vederlo bucarsi in camera. Una volta le era capitato di vederlo e da allora questo evento traumatico le torna frequentemente alla memoria.

Si sente incompresa e in colpa perché vorrebbe realmente aiutare il fratello ma non sa in quale modo e questo la rende molto sensibile alle critiche dei familiari che la giudicano "*cattiva*". La provoco.

Se ti dicessero che sei cretina come reagiresti ?

"No ,cretina no! Non lo sono di certo" risponde con tono deciso, quasi arrabbiato.

Sei convinta di non esserlo, non hai alcun dubbio ?

"Certo !".

 Allora se ti dicono che sei "cattiva" perché ti deprimi? Forse sei tu che ritieni che ci sia un fondo di verità?

Riflette un attimo e poi risponde con un *"Forse sì* ". Nei momenti di riflessione socchiude gli occhi facendo tremolare le palpebre quasi a voler scandagliare la propria mente.

Roberta sta vivendo una fase di svincolo molto problematica. Vorrebbe fare grandi cose per sé, per il fratello, dimostrare che è grande ma vive tutto ciò con paura, paura della solitudine e paura di essere mal giudicata. Pensa di più agli altri che a sé stessa nel tentativo di recuperare credito in famiglia. Una conferma viene da quanto mi dice a proposito della cena a casa: da qualche tempo,quando la madre cena a casa anziché dai nonni, Roberta riesce a gestire meglio il suo rapporto col cibo, ad evitare abbuffate e vomito e dunque vede positivamente la presenza della madre. Al tempo stesso ha paura a farle la richiesta di cenare sempre con lei perché *"Poi la mamma dovrebbe rinunciare a cenare dai nonni"* e ciò la farebbe sentire in colpa nei confronti della madre.

... Al colloquio successivo appare più tranquilla. Riferisce solo due episodi di vomito nelle ultime tre settimane. Ha ripreso a compilare il diario alimentare perché la aiuta a concentrarsi su se stessa. Insieme alla madre ha deciso di non andare più dai nonni per evitare litigi. Cerco di approfondire il rapporto col fratello. Non si sente in competizione con lui, anzi ci va d'accordo, lo giudica una persona buona ma un po' *"molliccia"*. Spesso lui le chiede dei consigli mentre *"dovrebbe essere lui a darmeli essendo più grande"*. Quando vive gli episodi di abbuffate e vomito anche lei si sente "molliccia". Salutandola le chiedo di pensare se davanti ad una bistecca si sente *"molliccia"*...

... E' finalmente riuscita a mangiare la carne. Due volte nell'ultima settimana. Un solo episodio di vomito nelle ultime tre settimane.

Parlando dei suoi trascorsi scolastici (Liceo Artistico) riferisce che uno dei suoi professori sosteneva che i ritratti che lei eseguiva erano *"Privi di volume"*, dato significativo che denota che l'inizio dei problemi non è certo recente.

Roberta mi rivela anche la sua fobia per gli assembramenti: trovarsi tra la folla le crea una sorta di attacco di panico. L'anno precedente era svenuta in chiesa durante la Messa natalizia di mezzanotte (si avvicina il periodo natalizio e ciò glielo ricorda).

... E' depressa e spaventata. Tre giorni prima ha avuto un brusco calo pressorio con caduta a terra. Ne è rimasta sciocciata e spaventata perché *"Ho intravisto una possibilità reale di morte"*. Dopo la caduta le è stata somministrata una terapia antalgica con antiinfiammatori che le hanno scatenato una reazione allergica con macchie rosse al volto accompagnate da un leggero edema. In questi giorni, lavoro a parte, si rifiuta di uscire: *"Ho un aspetto orribile"*. Conferma la sua tendenza alla perfezione, al tutto o nulla: *"Quando comincio qualcosa mi impegno , sono motivata, poi dopo un po' di tempo questa motivazione viene meno e rinuncio. Non trovo qualcosa che mi appassioni veramente. Se accade, dura poco, mi stanca"*. Concetto rivelatore di una difficoltà di autonomizzazione e di autorealizzazione.

... Niente vomito. E' rilassata e distesa. Si è iscritta ad un corso di tennis. Ha cambiato look: prima veniva vestita con maglioni ampi ed una berretta di lana. Questa volta si presenta elegante, con la giacca e borsetta (non l'aveva nei colloqui precedenti) e truccata in modo delicato. Non sembra la stessa vista in precedenza. Anche la sua stretta di mano è più energica. Ha "mollato" il ragazzo del quale non era innamorata e che evidentemente utilizzava come appoggio per non sentirsi completamente sola.

E' contenta per il fratello che ora è in comunità e sta bene. Presto lo andrà a trovare. Ora le riesce più facile parlare dei suoi attacchi bulimici: "*E' come se ci fossero due Roberta, una buona ed una cattiva. Prima quella cattiva che mi costringeva ad abbuffarmi era prevalente, ora la differenza tra le due è minore e la cattiva emerge solo per poche ore. L'unica cosa che non capisco è il perché la cattiva emerge così improvvisamente e non riesco a governarla*".

"*Decisi di uscire dall'anoressia per il mio ragazzo. Avevo paura di perderlo. Se era per gli altri (madre, nonni) sarei andata avanti, fregandomene di quel che dicevano*".

... Si sente molto più tranquilla perché: "*Il ciclo mestruale è ritornato*". Ha deciso di riprendere la scuola . Finirà l'ultimo anno di Liceo artistico alla scuola serale. Non ha ancora ripreso a dipingere. Quel che cerca dice: "*E' un modo di esprimermi appieno nel disegno; vorrei che si potesse identificare Roberta nell'osservare un quadro, un disegno. Ma questo non per gli altri ma per me stessa*". Quando il discorso si sposta sul piano artistico si entra immediatamente in sintonia. Per una mezzora il colloquio è incentrato su Dalì uno degli artisti che la appassionano e in questo dialogo Roberta esprime se stessa, si appassiona, oserei dire che si sente quasi realizzata. La stimolo ad insistere nella pittura. Di recente ha superato l'esame scritto per la patente e ne è contenta perché così si "*Sentirà meno dipendente dagli altri* ".

... Non è più ricorsa al vomito. Appare serena, tranquilla. Ha prodotto, dopo più di due anni, alcuni disegni a carboncino ed una scultura. Il suo esserci inizia a trovare vie espressive. Vie più creative, più sue. Ora trova tempo per se stessa per appassionarsi ad altre cose che prime si sentiva precluse, chiusa in un gioco autodistruttivo. Ora comincia ad "esserci" e a riconoscersi, ricomincia a vivere. La vedo uscire a braccetto con la madre come se fossero due amiche…

Un lavoro di identità non ancora compiuto se non attraverso il corpo, il peso, le calorie. Il suo mondo idealizzato nell'anoressia, ha avuto un limite, che è il limite dettato dal mondo reale che a lungo andare l'ha relegata ai margini quale soggetto malato, diverso: la sua anoressia da connotato esistenziale si è tramutata in una non-esistenza. C'è stata in lei una lotta, un tentativo di riappropriarsi di un'identità smarrita (la Roberta buona) a causa della paura del distacco che la crescita le imponeva, paura di rimanere sola ad affrontare un futuro incerto. Dominare questa incertezza attraverso il dominio sul proprio corpo. Acquisire potere, dimostrare a se stessa e agli altri di essere capace di controllare tutto e tutti compreso il fratello "molliccio" mancato sostituto paterno. In questo "uscire" dall'anoressia per compiacere il suo ragazzo non certo per i familiari, soggetti da punire per averla lasciata sola, c'è la conferma della sua difficoltà nello svincolo adolescenziale. La bulimia va vista in tale chiave come un tentativo di recuperare un'esistenza e un'autonomia. Un falso sé denotato dal non riuscire ad appassionarsi per qualcosa nel quale rispecchiare la propria identità. Lavoro d'identità riflesso anche nella ricerca di una dimensione pittorica. Il cibo certo la riempiva ma perché avvenisse doveva ogni volta ricreare il vuoto dentro di sé. L'intravedere la morte l'aveva spaventata in quanto la poneva di fronte al limite della corporeità. Corporeità che ora le restituiva un'identità definita, un'identità femminile.

Pubblicato in lingua inglese su *Medicine, Mind and adolescence, 1998, Vol XIII, n. 1-2*

OSSESSIONE IATROGENA

Siamo certi che gli interventi educativi siano sempre utili? Negli ultimi anni nelle scuole si è fatto di tutto: educazione alimentare, sessuale, affettiva, prevenzione dell'Aids, educazione stradale e così via. Pochi si sono presi la briga di verificare l'esito di tali interventi. L'insorgenza di fenomeni paradossi, vale a dire un incremento dei comportamenti che si vorrebbero prevenire, è un fenomeno ampiamente descritto nella letteratura scientifica. Sono gli interventi educativi centrati sul problema. Fumo, droga, alcool e così via. Alcuni sono finalizzati addirittura ad eliminare la paura che, nella realtà, può risultare protettiva. Spesso si insiste sui problemi ingenerando atteggiamenti ossessivi. E' il caso ad esempio dell'educazione alimentare che "perseguita" dalla scuola materna fino alle superiori. Ossessività dei messaggi che nei soggetti più fragili può ingenerare comportamenti di restrizione dietetica. (Gordon ha descritto anoressie da "imitazione"). A volte si assiste all'indegna rappresentazione della presenza nelle conferenze se non addirittura nelle aule scolastiche, di ex-tossicodipendenti che illustrano il loro percorso e come ne sono usciti. Tralasciando l'obiettivo propagandistico di qualche comunità che si nasconde dietro queste iniziative, viene certamente da chiedersi quale sia stato l'esito di tali percorsi se poi l'identità di una persona rimane comunque ancorata a quel mondo. O si è tossicodipendenti o non lo si è. Ex - tossicodipendente è e rimane un marchio d'identità. Sarebbe auspicabile adottare interventi educativi finalizzati al potenziamento dei fattori protettivi e a risvegliare la domanda spirituale di ognuno (educatori compresi). Il caso che segue è forse unico nel suo genere ma rende appieno il concetto che ogni intervento, anche nei suoi aspetti particolari, va adeguatamente ponderato.

Iniziò una mattina della metà di Marzo. Ricevetti una telefonata da parte di un professore di una scuola superiore che mi aveva "adottato" come consulente adolescentologo. C'era un problema emergente: un ragazzo di una classe seconda da circa una settimana giungeva a scuola con un sistematico ritardo, a volte un'ora, a volte due ore o poco meno. Ad ogni richiesta dei docenti di spiegazioni il ragazzo si mostrava evasivo e non collaborante. La famiglia era stata informata. I genitori si mostrarono stupiti del fatto anche perché il ragazzo in casa aveva un comportamento che non dava adito a preoccupazioni. Mi venne dunque chiesto di incontrare il ragazzo per chiarire questa situazione anche al fine di evitare provvedimenti disciplinari da parte della scuola.

La mattina seguente dunque mi recai all'istituto dove in un locale attiguo alla segreteria incontrai il ragazzo. Marco, 15 anni, magro e slanciato entrò nella stanza con un'espressione seria dietro la quale si celava un sentimento di rabbia. Infatti, esordì dicendo a denti stretti *"Sono qui perché mi hanno costretto, altrimenti non sarei venuto"*. Un inizio di colloquio di quelli che non mi piacciono perché si ha la netta sensazione di trovarsi di fronte ad un muro appositamente innalzato per impedire un contatto relazionale ed anche visivo visto che Marco evitava il mio sguardo. Si poneva dunque sulla difensiva ed ero convinto si sarebbe trattato di una difesa ad oltranza molto determinata. Del resto ambedue conoscevamo il motivo del colloquio. Dovevo evitare uno scontro frontale quindi non risposi e mi limitai ad indicargli una sedia. Provocatoriamente ne prese due, una per appoggiarvi un piede. Che fare? Sottolineare il gesto poco educato? Far finta di nulla? Una decisione da prendere in pochi secondi. Non so se fu la cosa giusta da farsi ma per smontare il significato provocatorio di quel gesto feci la stessa cosa. A quel punto tolse il piede dalla sedia e si decise a guardarmi in faccia. Aveva un'espressione un po' torva, di sfida, quasi a voler dire "ora vediamo che fai". Mi ero messo in trappola, non potevo togliere il piede. Avrei probabilmente innescato un circuito di provocazioni e controprovocazioni che avrebbero svuotato il colloquio. Il piede l'avrei tolto dieci minuti dopo.

Gli chiesi quale fosse la sua materia preferita. Mi mise subito in crisi rispondendomi che voleva sapere il motivo della domanda. Risposi che ero curioso di conoscere le preferenze di qualcuno che ritenevo avere un'aria intelligente. Mi aggredì: *"Che ne sa se io sono intelligente o meno?"*.

"Se non lo sei dimmelo subito così mi regolo" azzardai. Non disse nulla ma trattenne a stento un sorriso. Dopo un minuto ottenni una risposta: *"Matematica, OK?"*.

"Ora è il mio turno di chiederti il perché".

"Perché è precisa, i conti tornano sempre".

"Anche tu sei un tipo preciso?"

"Direi di sì"

"E i conti ti tornano sempre?"

"In che senso?" chiese con un aria un po' sospettosa.

A questo punto commisi l'errore di portarlo sul terreno dove non voleva andare: "Arrivi tardi a scuola da una settimana". Non rispose. Tentai di nuovo: "C'é forse qualche problema?".

Si arrabbiò e rizzandosi sulla sedia disse in tono sprezzante: *"Non c'è nessun problema e se ci fosse sono fatti miei. Va bene?"* Stupidamente insistei: "Quale segreto si nasconde dietro questi ritardi?".

Si riappoggiò allo schienale della sedia senza dire una parola con lo sguardo rivolto in basso a rimirarsi le dita di una mano. Dopo due minuti di silenzio alzandosi di scatto mi comunicò che doveva andarsene. A fatica riuscii a convincerlo a rivederci dopo tre giorni. *"Non ne vedo la ragione"* continuava a ripetere. Date le mie insistenze alla fine acconsentì.

Perché avevo cercato lo scontro? fu la domanda che mi posi in seguito. Il suo atteggiamento provocatorio mi aveva indubbiamente urtato. "Come, io vengo apposta per parlarti e tu mi aggredisci?" fu, me ne resi conto dopo, il pensiero ricorrente durante il colloquio. Volevo dimostrare d'essere capace di demolire quel muro andandoci contro a testa bassa fallendo miseramente. Ora stabilire un'alleanza terapeutica diventava più complicato. Il setting terapeutico peraltro non era dei migliori. I docenti si aspettavano un "referto" dal sottoscritto, una soluzione che mettesse fine alle più svariate illazioni fatte sul conto di Marco. Pareva fosse in atto un concorso a premi. Chi sosteneva la tesi della presenza di un'innamorata, chi addirittura di un "amichetto", chi prospettava lo spettro della droga e così via. Probabilmente avvertivo questa pressione, quest'ansia di sapere la verità e ciò mi aveva in qualche modo condizionato stimolando eccessivamente la mia curiosità e la presunzione d'essere colui che mostra il biglietto vincente. C'era poi la minaccia incombente di provvedimenti disciplinari a suo carico a mettermi fretta. Ma la fretta come si dice è cattivo consigliere. Prima dovevo conoscere Marco, il suo mondo, i suoi progetti e poi stimolare le sue risorse. Ai problemi avremmo pensato dopo. In pratica dovevo ricominciare da capo.

Quando entrò per il secondo colloquio aveva un'aria dimessa. Mi salutò con un "Salve" e si sedette. Attesi qualche minuto pensando avesse qualcosa da dire ma invano. Se ne stava in silenzio sulla sedia guardandosi attorno con impazienza. Aspettava che fossi io a parlare. In quei tre giorni i ritardi erano continuati.

Figlio unico, buon rendimento scolastico. I rapporti con i compagni li definiva molto buoni ed aperti. Il rapporto con i genitori lo descrisse buono, all'insegna della fiducia reciproca senza particolari conflitti. Nel tempo libero si dilettava con videogames d'avventura. Spesso il sabato sera si trovava con un gruppo di amici, anch'essi appassionati, per giocare insieme al computer. Uno dei suoi desideri era quello di poter diventare programmatore informatico nel settore dei giochi. Per conoscere tutto ciò occorse più di un'ora perché dovevo, come si dice, togliergli le parole di bocca con le pinze. Gli chiesi che giochi gli piacessero. *"Quelli d'avventura, di ruolo, come Tomb Raider"*. La conoscenza di questo gioco, avendoci giocato pure io, mi consentì di avere un aggancio empatico con Marco. "Cosa ti piace di Tomb Raider?" gli domandai. "*Soprattutto la curiosità di vedere che accade nel livello successivo[1] e poi ti senti veramente un protagonista del gioco*". Discutemmo per un buon quarto d'ora di videogames notando una maggior spontaneità nell'eloquio che via via diveniva più fluido. Ora mi appariva un ragazzo diverso, ben inserito nel suo ambiente. Insomma un ragazzo del tutto normale. Decisi a quel punto di entrare nel merito della questione che mi aveva portato lì. Invano; ogni volta che tentavo, se pur in modo delicato, di toccare l'argomento Marco si chiudeva nel silenzio. Utilizzai Tomb Raider: "Come, cerchi ad ogni modo di scoprire i segreti di un videogame e te ne costruisci uno per te. Prova a pensare come ti sentiresti se qualcuno ti impedisse di arrivare alla fine del gioco". Aprii finalmente una breccia nel muro: "*Se lo dico mi prendono per matto*" ."Chi ti prende per matto?" domandai. "*Tutti*". " Il tutti sono io" aggiunsi "e come sai esiste un segreto professionale quindi puoi essere certo che nessuno saprà nulla".

Per qualche minuto ci fu silenzio ma avvertivo che dentro Marco qualcosa si era messo in movimento. "*Ci devo pensare* " disse ad un certo punto e mi chiese un incontro dopo una settimana. "Facciamo tre giorni? rilanciai. "*OK, vada per i tre giorni*".

Avevo preferito non insistere per dargli il tempo di riflettere. Una settimana era forse un lasso di tempo eccessivo. Non volevo correre il rischio che il tempo giocasse a sfavore.

Al colloquio successivo si presentò piuttosto irrequieto. Non riusciva a star fermo sulla sedia. Era sulle spine. Dava la netta sensazione di volersi liberare di un peso che non sopportava più.

Non ci fu bisogno di preamboli, iniziò a parlare spontaneamente senza guardarmi: "*E' una cosa un po' scema*" disse. Dopo qualche secondo di attesa riprese: "*Mi sento costretto ogni mattina prima di venire a scuola a fermarmi ad un incrocio*". Si interruppe e mi guardò. Non dissi nulla ma il mio sguardo incuriosito lo indusse a proseguire. "*Lì, piazzato vicino al semaforo, devo contare quindici macchine*". Un'ossessione pensai ma non riuscivo a capire. Era un incrocio che conoscevo, piuttosto trafficato. Quindici auto passano in un minuto mentre i ritardi scolastici alcune volte arrivavano fino alle due ore. Che accadeva nel tempo che avanzava?

Gli enunciai questa mia perplessità: "Non mi tornano i conti" dissi, "Una o due ore per quindici auto mi sembrano decisamente troppe. E' un incrocio trafficato".

"*Sì*" continuò parlando a testa china, " *però le auto devono essere di un certo modello*". Chiesi ovviamente di quale modello si trattasse. "*Lancia Y*" fu la sua risposta. Non ricordo con quale espressione lo guardai ma esclamò *"Ha visto che era una cosa scema?"*. La matassa cominciava a sbrogliarsi ma ora si facevano strada altre domande. Che significato aveva per Marco quel modello di auto? Glielo chiesi. Rispose in modo deciso e perentorio: *"Non lo so. Non ne ho idea"*. Troppo deciso per essere vero pensai. Nascondeva ancora qualcosa. Il mistero era lì, racchiuso in quel modello di auto. Iniziai a fare le più svariate congetture sottoponendole a Marco. Era forse stato coinvolto in un incidente con quel modello d'auto oppure ad un incidente vi aveva assistito? Gli piaceva forse una ragazza che possedeva quell'auto? Non sapevo che altro pensare. Ogni ipotesi veniva sistematicamente smentita. Eravamo entrambi stanchi; il colloquio si stava protraendo da oltre un'ora e mezza. Di lì a tre giorni le scuole avrebbero chiuso per le vacanze pasquali e da parte mia mi aspettavano una decina di giorni di ferie per cui per almeno quindici giorni non l'avrei più visto. Gli diedi quindi appuntamento dopo una ventina di giorni quando sarei tornato nell'istituto per tenere un corso di educazione sessuale in alcune classi.

Lo accompagnai alla porta e mentre la stavo aprendo all'improvviso mi disse che nella sua classe l'avevano già fatto. "Che cosa?" chiesi un po' distrattamente assorto nei miei pensieri. *"Il corso"*.

Con ancora la porta semiaperta gli domandai chi l'avesse tenuto e di cosa si fosse parlato. Una semplice curiosità professionale.

"E' venuta una psicologa che ci ha parlato dei tanti aspetti della sessualità ed anche di cosa succede se manca il cromosoma sessuale maschile".

Fui come colpito da un lampo : "Vuoi vedere che?..."

Richiusi la porta e gli chiesi cosa avesse detto la psicologa a proposito del cromosoma. *"Si è un po' effeminati"* disse lui con un'espressione seria. "Tu che pensi?" incalzai. *"Magari mi manca un cromosoma"*.

"Cosa te lo fa credere?".

"Non lo so, però in classe due miei compagni hanno fatto una battuta dicendo che forse a me il cromosoma Y mancava. Si sono messi a ridere tutti. Mi sono sentito osservato. Forse lo pensano per davvero e magari si vede pure".

Lo invitai a risedersi. Presi un foglio e dando uno spolvero alle mie nozioni di genetica gli illustrai la Sindrome di Turner per spiegargli che era impossibile che gli mancasse il cromosoma Y. Mancava o alle femmine o al Turner, non certo a lui. Mi chiese altre delucidazioni che gli diedi ed alla fine apparve rasserenato. Lo riaccompagnai alla porta e tranquillizzandolo di nuovo lo salutai. Nei giorni successivi i ritardi scomparvero improvvisamente così come erano venuti. Dopo venti giorni fu sufficiente un saluto lungo il corridoio per capire che stava bene. Non ci furono ulteriori colloqui. Nessuna spiegazione venne data ai docenti e per sua scelta nemmeno ai genitori che ricevettero rassicurazioni da parte mia.

Un'ossessione ingenerata da una battuta durante un corso di educazione sessuale. Quante se ne dicono per stemperare l'ansia gruppale. Senza pensarci. Senza pensare che in un soggetto psicologicamente fragile in quanto alla ricerca di una propria identità possono lasciare una traccia.

A Marco una battuta rinforzata dall'atteggiamento dei compagni di classe aveva fatto credere di essere sprovvisto di cromosoma Y. Quel cromosoma che veniva reintegrato nella sua mente dal passaggio della Lancia Y che lo rappresentava. Un'associazione semantica che si era tramuta in ossessione, un ossessione che, pur riconoscendone l'assurdità (il "è una cosa scema" ripetuto più volte), però gli consentiva di andare a scuola tranquillo, sicuro della propria identità sessuale. Quindici auto, come la sua età. Rivelare tutto ciò avrebbe comportato forse l'esposizione al ridicolo. Perché dunque ad un certo punto si decise a rivelare questo segreto? Le ossessioni prima o poi divengono intollerabili in quanto condizionanti la quotidianità. Marco non avrebbe potuto reggere a lungo la sua ossessione. Iniziava a divenire oggetto di eccessiva attenzione da parte dei compagni di classe,docenti e genitori. Avrebbe potuto mantenere questo assillante segreto di fronte ad un provvedimento disciplinare? E la fiducia che i suoi genitori riponevano in lui che fine avrebbe fatto? Probabilmente furono queste le sue riflessioni che lo portarono a confidarsi cogliendo l'opportunità di non esporsi al ridicolo stante il segreto professionale.

Come fu sufficiente una battuta ad ingenerare il problema allo stesso modo una semplice spiegazione lo risolse. Due atti, di per sé banali, che però racchiudono una storia, una sofferenza, un lavoro d'identità.

Pubblicato in lingua inglese su *Medicine , Mind and adolescence , 2001 , Vol.XVI , n1-2*

SIMPATY

Quando si sedette di fronte a me, dalla parte opposta della scrivania, esclamando *"eccoci qui"* con un'espressione spensierata ed allegra mi venne spontaneo sorridere e altrettanto fece lei accompagnando il sorriso con la ricerca di una posizione più comoda sulla sedia e appoggiando le braccia sul piano della scrivania.

Mi fu subito simpatica, anzi, lo era già ancor prima d'averla vista: la madre che mi aveva telefonato per l'appuntamento mi aveva a grandi linee illustrato i problemi della figlia e dunque non trattandosi di un caso di anoressia o bulimia nervosa, la prospettiva di evitare quelle atmosfere un po' cupe e pesanti legate ad una specie di cliché, mi rendeva ben disposto ed incuriosito. Può essere che questa egoistica buona disposizione abbia influito nel farmi decidere "a priori" che quest'adolescente dovesse per forza essere simpatica. Il vederla arrivare il giorno dell'appuntamento con quell'andatura lenta e un po' strascicata e il ciondolare lieve del capo, rese quella simpatia meno arbitraria e più oggettiva. Al centro di quell'espressione spensierata, incorniciati da un paio d'occhiali, due occhi attenti e curiosi che presero ad esaminare lo studio da un angolo all'altro come se stesse prendendone le misure. Mi venne spontaneo fare una battuta. *"Non è il massimo vero ?"* le dissi. Alzò leggermente le spalle, tornò a riesaminare la stanza e sorridendo rispose con un semplice *"Noo"* che empaticamente interpretai con un *"ho visto di peggio"*.

Aveva un tono di voce chiaro ed allegro quasi scherzoso. Avevo quindi già escluso che potesse sentirsi depressa e mentalmente mi chiedevo quale problema l'avesse portata lì. Al di là di generiche paure, riferitemi dalla madre, non sapevo nulla di più e mi sembrava che la presenza di qualsiasi problema contrastasse con ciò che osservavo ed avvertivo. Oppure si trattava di qualcosa di banale divenuto problema agli occhi di una madre ansiosa ed iperprotettiva. Scoprii in seguito che effettivamente la madre era ansiosa ma il problema non era per nulla banale, anzi ad un certo punto cominciai a preoccuparmi. Ma non anticipiamo gli eventi e lasciamo al lettore la stessa curiosità che provai all'inizio e che, come mi è stato insegnato alla Scuola di Adolescentologia, misi da parte per esplorare il mondo di questa ragazza che chiamerò Simpaty per soddisfare sia l'esigenza di privacy sia il mio vissuto.

Simpaty, 16 anni, fisicamente già sviluppata, vive con i genitori in un paese della provincia in una casa posta alla periferia, isolata dall'abitato. Ha una sorella di undici anni con la quale condivide la camera. La convivenza pare non dia particolari problemi a parte le scaramucce concernenti la luce che la sorella pretende rimanga accesa per tutta la notte. Le da' fastidio che i suoi genitori prendano sempre le difese della sorella *" Con la scusa che è più piccola a volte devo subire"*. La madre se pur ansiosa e protettiva non lo è in modo eccessivo. Il padre, come tutti i padri che ho incontrato, è sempre fuori per lavoro, ma ha con lei un rapporto molto buono. In casa pare vi sia un regime democratico senza spinte autoritarie ma le regole vanno rispettate. Simpaty frequenta un istituto professionale che ha scelto spontaneamente nel quale si trova a suo agio, anche se all'inizio dell'anno scolastico è avvenuto l'avvicendamento di un docente che non riscuote del tutto le sue simpatie. Al di là di questo il rendimento sembra essere buono e riesce a rimediare in fretta alle insufficienze peraltro poco frequenti. A scuola si reca in autobus la cui fermata non è molto distante da casa, però è posta su una strada provinciale piuttosto trafficata aspetto questo che contribuisce a rendere ancor più ansiosa la madre.

La vita sociale di Simpaty è limitata ad alcune uscite con un amica alla cui abitazione è accompagnata sempre dalla madre. L'abitare al di fuori del centro abitato certo non ha favorito i contatti sociali della ragazza. Quando è in casa le piace ascoltare musica ad alto volume e questo è spesso motivo di discussione con i genitori. E' religiosa e ogni domenica va in Chiesa con i genitori anche se... A questo punto inizia un viaggio incredibile in un mondo completamente diverso e che non mi sarei aspettato. Da alcuni mesi accade che, quando si trova in Chiesa, dopo qualche minuto comincia a star male: il cuore si mette a battere all'impazzata, suda ed inizia a tremare. Teme di dover vomitare perciò è costretta ad uscire per poi calmarsi in una decina di minuti. *"Ho paura di vomitare."* conclude. L'origine di questa paura Simpaty la attribuisce ad un episodio avvenuto tempo addietro quando la sorella, mentre si trovava in Chiesa, si era sentita male ed aveva vomitato. Come se non bastasse qualche tempo dopo una sua amica, ospite a pranzo, vomitò durante il pasto e per completare il quadro una compagna di classe fece lo stesso in aula. Questi tre episodi devono indubbiamente aver lasciato un'impronta nel suo inconscio. La paura di vomitare sopita per lungo tempo è riemersa da qualche mese condizionandole la quotidianità: se in Chiesa è costretta ad uscire, durante i pasti ha paura di mangiare e di soffocarsi col cibo; nell'andare a scuola manifesta allo stesso modo un certo disagio. Ma perché questa paura del vomito? Cosa rappresenta per Simpaty l'atto emetico? Continuavo a chiedermelo ma non era ancora il momento di interpretare. Un particolare mi colpiva: quando Simpaty parlava di queste sue paure il tono vivace ed allegro spariva e ne subentrava uno piuttosto spento e piagnucoloso. Che fine aveva fatto la Simpaty allegra e sorridente? Questo passaggio da una tonalità all'altra era rapido e ogni volta che avveniva ne rimanevo stupito. Il cambio vocale si accompagnava ad una variazione espressiva che potrei definire come un miscuglio di stanchezza e preoccupazione. Nel corso del colloquio la ragazza sfornò senza reticenze l'elenco più incredibile di fobie ed ossessioni che mai avessi sentito nella mia esperienza di counseling. Anche la sua fede religiosa era divenuta oggetto di ritualizzazione: *"La sera devo dire un certo numero di preghiere altrimenti accade qualcosa di brutto"*. L'atto del coricarsi doveva soggiacere ad una precisa sequenza di atti quali il rimboccare le coperte in un certo modo (non ho indagato i particolari), l'infilarsi sotto le coperte dopo averle rimboccate, augurare la buona notte alla sorella assumendo una posizione particolare ed infine toccare la sponda del letto. L'omissione di uno di questi passaggi pregiudicava il decorso notturno con conseguenze tragiche che si sarebbero abbattute su di lei o sulla famiglia. Il contenuto di tali conseguenze rimaneva piuttosto vago. A ciò si aggiungeva la questione della finestra della camera posta al primo piano, che doveva essere ben chiusa, anche nel caldo estivo, altrimenti i ladri sarebbero entrati in casa. Altri piccoli rituali me li sono scordati ma è indubbio che alcuni fossero talmente ridicoli che più di una volta mi venne da sorridere. Fu a quel punto che compresi che uno dei punti di forza di Simpaty consisteva nella sua capacità di ironizzare e me ne resi conto perché, quando mi vedeva sorridere, prima di esternare il rituale successivo dava spazio al tono allegro e vivace e si metteva a ridere quasi a voler dire *"vedrai il prossimo"*. Ed a descrivere il prossimo era la voce piagnucolosa. C'erano poi le preoccupazioni ipocondriache alcune abbastanza divertenti e strampalate: *"Avevo delle smagliature e ho fatto gli esami del sangue perché temevo non mi funzionasse un rene"* (non ho chiesto chi fosse il prescrittore degli esami) e ancora *"mi faceva male un ginocchio e credevo fosse sintomo di appendicite"*. All'inizio ovviamente i genitori si preoccuparono ma in seguito dopo alcune visite mediche rassicuranti si abituarono alle autodiagnosi della figlia e non vi fecero più caso. Ma Simpaty proseguì imperterrita diagnosticandosi infarti, tumori più o meno maligni e così via. *"Lo so che sono scemenze ma quando comincio a preoccuparmi devo poi essere sicura di non essere malata. Non è che sarò matta?* " mi chiese. Risposi che matta non lo era per niente ma al colloquio successivo il dubbio mi colse e mi preoccupai quando mi disse che *"A casa devo coprire poster, alcuni soprammobili ed il computer con dei panni perché mi sento osservata."* Le chiesi se si sentiva osservata anche fuori casa. *"No solo in casa ma non in tutte le stanze. Solo nella camera e soprattutto in bagno."* Mi si affacciarono alla mente la paranoia, la schizofrenia, i deliri, ma non notavo segni d'aggressività o diffidenza in Simpaty e del resto lei stessa rimarcava l'assurdità che i poster o il computer avessero facoltà umane. Decisi quindi di non darvi eccessivo peso. Pensavo a questo punto che l'elenco delle fobie fosse finito ma mi sbagliavo. Quando uno dei genitori usciva con l'auto temeva gli accadesse un incidente. *"Sulla strada vicino a casa mia sono successi parecchi incidenti e anche mamma una volta ne ha avuto uno ma non si è fatta niente. Anzi oggi deve rifare l'esame della patente"*. La paura di un incidente svaniva se in auto c'era anche lei. Non lo disse ma credo fosse preoccupata che l'esame della madre potesse andar male. Del resto non bisogna dimenticare che la madre era anche il suo tassista personale che la accompagnava alla fermata dell'autobus, dall'amica e così via. La sera non usciva mai per via di un fatto, confermatomi dalla madre, avvenuto diversi mesi prima. Un ragazzo un po' sbandato di altrettanto sbandata famiglia la attese sulla strada di casa per mostrarle "a sorpresa" i propri genitali. Lei scappò di corsa a casa dove riferì tutto ai suoi che fecero denuncia alle forze dell'ordine. Probabilmente era lui che tempo addietro le aveva spedito per posta dei bigliettini corredati di foto pornografiche. Da quel giorno non si azzarda a percorrere quella strada se c'è buio. Almeno, riflettevo, questa era una paura motivata visto che il soggetto in questione era ancora in circolazione.

Poi riprese *"La settimana scorsa una notte mi sono svegliata all'improvviso, il cuore batteva forte e mi sono messa ad urlare pensando che stesse arrivando il terremoto. Ho avuto la sensazione che stessi per morire. I miei sono corsi in camera spaventati chiedendomi cosa fosse successo. Mio padre, accertato che stavo bene, se ne è tornato a letto ma la mamma è rimasta con me. Mi ha parlato, mi ha accarezzato e poi mi sono addormentata. Adesso lascio aperta la porta della camera per fare in fretta ad uscire in caso di terremoto"*. Ora ci si mettevano anche gli attacchi di panico. L'elenco delle sue paure si chiuse con la sintesi oggettivamente più realistica del *"ho paura di aver paura"*. Ora cominciava il difficile. Che fare? Come spiegare gli attacchi di panico, la sindrome ossessivo-compulsiva, le fobie? Avevo di fronte una ragazza fisicamente sana, che anamnesticamente escludeva cause scatenanti organiche o iatrogene. C'era una familiarità del disturbo perché la madre da giovane aveva sofferto di attacchi di panico ma nulla di più. Decisi innanzitutto che non avrei utilizzato farmaci ansiolitici per non correre il rischio di suffragare le sue preoccupazioni ipocondriache. Decisi di far leva sulla sua capacità di ironizzare su se stessa e sugli avvenimenti. In un certo senso dovevo allearmi con la parte di lei che si esprimeva con tono allegro e che tendeva a sdrammatizzare gli eventi. Non so per quale ragione ma mi venne istintivo partire dai poster che la osservavano. Ciò mi distolse momentaneamente dall'obbiettivo ma fu utile per agganciare il suo mondo affettivo. Le chiesi perciò che tipo di poster avesse. *"Quelli con Di Caprio"* corredando la risposta con un'espressione rapita (correva l'anno del film il Titanic).

"Ti piace molto Di Caprio?". *"Sii"*.

"Che cosa ti colpisce di lui?" "Tutto, è bello". Nel seguito del dialogo mi rivelò l'esistenza di un Di Caprio reale. Un allievo della scuola che le piaceva molto. Si trattava della sua prima cotta ed era un amore allo stato larvale fatto di sguardi furtivi, di incontri "fortuiti", di domande da fare alle amiche per sondare il terreno, di messaggi via terzi. Non si erano dunque mai parlati ma sapeva il suo nome e dove abitava anche se "Purtroppo in un paese lontano". Viveva questo innamoramento con i piedi per terra, senza crearsi troppi entusiasmi od illusioni. "Se gli piacerò bene altrimenti non sarà certo un dramma. Sono ancora troppo giovane". Le chiesi se ogni tanto faceva sogni ad occhi aperti. "Qualche volta penso ad un mondo immaginario nel quale mi vedo più decisa e sicura". Nella realtà non si sentiva sicura, si considerava poco decisa e timida. Le feci notare la contraddizione tra il sentirsi timida e l'andamento dei colloqui nel corso dei quali si era confidata in modo aperto e sincero senza reticenza alcuna. Mi parve sollevata da ciò che le dissi.

La settimana successiva la trovai un po' triste. Tre giorni prima si era messa ad urlare a tavola, senza una ragione particolare. Il padre arrabbiatosi le aveva rifilato uno schiaffo. "Non so perché ho urlato. Mi è venuto spontaneo. Non so che mi è preso in quel momento". La madre l'ha poi consolata. "A volte" continua la voce piagnucolosa "ho bisogno di coccole, di qualcuno che mi accarezzi la testa". In questa frase e nel tono vocale si rivelava il suo essere bambina, la difficoltà ad affrontare il mondo "da sola", la paura della propria sessualità emergente. Ecco il sentirsi osservata nei luoghi più intimi della casa, il bagno e la camera da letto. Forse temeva che gli altri la vedessero non più bambina e che questo comportasse la perdita dei vantaggi infantili: le coccole, il sentirsi consolata ed accarezzata dalla madre. Se le manifestazioni ipocondriache avevano funzionato all'inizio, in seguito occorreva alzare il prezzo attraverso attacchi di panico o urla immotivate. Al tempo stesso però il desiderio di staccarsi dai genitori era incipiente ma si scontrava con un mondo nel quale può accadere di ritrovarsi soli nei momenti difficili. Gli episodi di vomito ai quali aveva assistito e l'incontro quella sera con ragazzo esibizionista avevano contribuito ad oggettivare questi pensieri. La terapia per questa ambivalenza, per questo stato di dubbio, Simpaty se l'era costruita con le ossessioni, un modo come un altro per "bloccare" l'angoscia del distacco per "coprirla" con un'altra angoscia che però poteva controllare attraverso i rituali. Neutralizzando in tal modo le proprie ossessioni le permetteva inoltre di salvare simbolicamente quei genitori che avrebbe potuto perdere e di darsi sicurezza difendendosi dalle proprie pulsioni sessuali emergenti, dunque nuove e sconosciute.

Se la ragazza era consapevole dell'assurdità dei pensieri ossessivi non era probabilmente conscia del legame col proprio stato di ambivalenza. Allora, pensai, spiegarle l'origine di questi pensieri e sdrammatizzare l'intera situazione considerandola non patologia ma una soluzione connotata di originalità e creatività, quella creatività che avrebbe in futuro potuto farla divenire soggetto unico e irripetibile, forse l'avrebbe "sbloccata", le avrebbe fornito un individualità e una maggior capacità di imporsi. Dovevo però agire sulla parte allegra ed ironica e di conseguenza esprimermi in modo allegro, condendo il discorso con qualche battuta. Avrei potuto prendere in considerazione la sua religiosità come risorsa, in altre situazioni era servito, ma sulla religione si era anche costruita più di un'ossessione per cui, pur nella perplessità, ritenni che la scelta ipotizzata fosse l'unica strada percorribile.

A posteriori posso affermare che fu effettivamente la scelta giusta. Simpaty riuscì nelle due settimane successive a seguire la Messa fino al termine e ridusse i rituali serali pre addormentamento. Restavano ancora altri rituali, ma la sua vita iniziava ad essere più libera. Cominciò ad uscire con alcune amiche con le quali si divertiva un mondo a ridere scherzando sugli altri. Riuscì a parlare col ragazzo che le piaceva e che, a quanto sembra, provava lo stesso sentimento per lei. Inoltre, questo la rendeva felice, aveva una camera tutta sua, dove non dover litigare per la luce accesa. I poster, il computer non furono più coperti. *"Mi sento più libera. Solo qualche volta vengo tentata dai pensieri ma riesco ad ignorarli"*. La madre in seguito mi telefonò per dirmi che Simpaty era migliorata moltissimo, appariva più serena e mangiava tranquillamente. *"Non si aspetti la perfezione "* le dissi *"solo l'ossessivo la cerca e sua figlia non lo è più"*.

Io stesso rimasi abbastanza sorpreso dalla risoluzione rapida e se vogliamo semplice del problema di Simpaty. Mi viene da pensare a cosa sarebbe accaduto se mi fossi fatto tentare da una terapia farmacologica. Ancora mi ritrovavo a scoprire come il più delle volte le risposte stanno nelle risorse del singolo individuo, ancor più in un'adolescente che sta divenendo parte attiva di questo mondo.

Pubblicato su Giornale Italiano di Adolescentologia on line

"AZZURRO"

Adele, 17 anni , classe quarta dell'Istituto Tecnico Commerciale. La prima volta che la vidi mi diede l'impressione di una ragazza abbastanza controllata, poco gestuale, ma dallo sguardo espressivo. Espressione quasi allegra in contrasto con l'attualità del suo vissuto di stallo e preoccupazione per il futuro:" *Non riesco ad andare né avanti né indietro*". Mi era stata inviata dal C.I.C. dell'Istituto dopo le insistenze di un'insegnante e di alcune compagne di classe dallo "sguardo più acuto". Il suo problema era iniziato l'anno precedente quando in prossimità delle vacanze estive aveva intrapreso una dieta per perdere quel chilo ritenuto di troppo. Vi era comunque un qualcosa di non ben identificabile che la turbava: "*Vedevo che comunque c'era qualcosa che non andava dentro di me*". Aura rivelatasi fondata visto che al rientro dalla vacanza diviene amenorroica. Si spaventò pensando ad una eventuale gravidanza: "*rapporti protetti ma non si può mai sapere*". Il test di gravidanza negativo la tranquillizzò. Rifiutata la propria femminilità, il mese successivo inizia una riduzione progressiva dell'introito alimentare perdendo circa 8 Kg in un mese. Da allora il peso rimasto costante. Non fa uso di lassativi e soltanto in un paio di occasioni era ricorsa al vomito ma, "scoperta" dal suo ragazzo, nel timore di perdere la sua stima , aveva desistito.

Vive con la madre separata da sette anni. Il padre lo vede poco ma conserva con lui un buon rapporto. Con la madre è in fase conflittuale in relazione alle insistenze e rimostranze di lei sul versante alimentare.

Le pressioni familiari e dell'ambiente scolastico l'hanno costretta a chiedere un aiuto. Una costrizione comunque condivisa in quanto "*pur continuando a sentirmi grassa mi ero accorta che questa questione del mangiare mi stava condizionando la vita, i rapporti con le altre persone, la quotidianità*". Quotidianità all'insegna del conteggio calorico, della paura di finire in paninoteca con gli amici, del controllo assiduo sulla bilancia e di scarsa partecipazione nei rapporti interpersonali. Condizionamento ben espresso dal suo giudizio degli eventi e dei vissuti parametrato quasi esclusivamente sul cibo. E' consapevole di questo condizionamento che le toglie la gioia di vivere (veste di nero , il colore del lutto), di divertirsi, di "*godermi la mia gioventù*". Alla fine del primo colloquio le prescrivo alcuni esami ematochimici e ci accordiamo per la stesura di un diario alimentare ma prima di accomiatarci mi chiede di telefonare a sua madre per dirle di non "*perseguitarla*". Tra mille dubbi circa l'opportunità di aderire a tale richiesta risposi che l'avrei fatto ritenendo che un diniego, se pur motivato, avrebbe potuto influire sull'alleanza terapeutica ormai stabilita. Al telefono la madre mi diede la netta impressione di un soggetto dall'atteggiamento iperprotettivo fino all'invadenza preoccupato non solo della figlia ma anche di sé.

...Il diario conferma una povertà, se pur non eccessiva, dell'introito alimentare. Gli esami ematochimici rientrano nella norma ad eccezione di un modico aumento dei valori colesterolemici. Le preoccupazioni concernenti la sfera alimentare e corporea emergono dalle pagine del diario: *"Spesso quando mangio gusto il cibo ma subito dopo comincio a chiedermi, continuando per tutta la giornata , se ciò che ho mangiato era giusto o sbagliato, se era tanto od era poco"*. Afferma di piacersi così , con il peso attuale, però allo stesso tempo in questi panni non vive molto bene. Gli altri le procurano un grande fastidio se tentano di intaccare la sua immagine estetica di perfezione dicendole di trovarla magra. Un solo Kg in più la spaventa. Le chiedo cosa vi sia dentro quel Kg, cosa rappresenta quel divario ponderale che tanto la preoccupa. Non sa rispondere e le suggerisco di far "sparire" la bilancia in modo da non aver l'attenzione polarizzata sulla presenza di quest'oggetto simbolo di controllo su di sé.

... Il non pesarsi (ha chiesto alla madre di nascondere la bilancia) l'ha fatta sentire dapprima piuttosto nervosa ed agitata poi , una volta accettato l'evento sparizione, più rilassata: *"Mi sono tolta una specie di obbligo"*. Ha trascorso serenamente le vacanze di Pasqua e manifesta una estrema felicità dato che il Natale precedente lo aveva vissuto all'insegna dell'ossessione alimentare.

Ora mostra una maggior capacità di "insight", un minor ricorso ad un "coping anoressico", una maggior convinzione nelle proprie risorse quali la sua acuta capacità di osservazione, l'amore che la lega al proprio ragazzo (*"che ha dimostrato di volermi molto bene dato che è sempre rimasto al mio fianco nei momenti più critici"*), la voglia di amicizia, la consapevolezza che una vita serena "è possibile" .

La minaccia in questa fase è rappresentata dalla paura che il miglioramento sia effimero. Nell'arco di due settimane solo cinque giorni li ha vissuti secondo il suo standard precedente. In quei giorni si è ritrovata a piangere e ciò non accadeva da molto tempo. La spiegazione di quel pianto per Adele è chiara: *"Aver vissuto dopo lungo tempo alcuni giorni serena e tranquilla, ha reso le giornate negative ancor più negative"*. Sperimentare uno star bene l'ha dunque costretta a valutare diversamente il suo vivere "anoressico"e manifesta indubbiamente la paura che questo riprenda il sopravvento. E' come se osservasse se stessa da una diversa prospettiva. Questa paura, che si estrinseca nel pianto, la blocca: "*I giorni positivi mi sembrano durare così poco che non riesco più a vederli. E' come se me ne dimenticassi*".

Decido di rendergli visivamente dandole dei bigliettini di tre colori diversi corrispondenti ognuno ad un vissuto positivo (azzurro), così così (giallo), negativo (rosso). Alla fine della giornata avrebbe incollato il bigliettino corrispondente all'andamento su un quaderno da tener bene in vista. E' chiaro che vi poteva essere un rischio in questo suggerimento, vale a dire il ritrovarsi davanti i giorni "rossi", rischio però accettabile se come parametro valutativo venivano considerate le sue risorse ed i suoi valori. All'opposto il vedere i giorni positivi avrebbe avuto un rinforzo motivazionale ed una miglior gestione dei relaps.

... Adele si stupisce di aver trascorso una settimana con cinque azzurri e due gialli: "*Mi sembra di andare molto in fretta, di riuscire a star bene troppo presto*". E' evidente che non è ancora del tutto consapevole delle proprie potenzialità e nel farle presente questa incongruenza, tra i propri dubbi e il riscontro oggettivo, sorride.

... Un rosso, due gialli, quattro azzurri.

... Tre gialli, quattro azzurri.

I giorni gialli sono stati caratterizzati da un ritorno dell'ossessione cibo. E' stata però capace di determinare il viraggio verso l'azzurro: "*Dopo questa riaggiustatina sono tornata a stare bene*". Ora, pur rimanendo critica nei confronti di se stessa , è convinta della possibilità di guarire in modo completo e definitivo: "*E' un altro vivere adesso. Sono più tranquilla, mi diverto di più, mi piace stare con gli amici ed il cibo comincia a diventare un qualcosa di assolutamente normale non più un'ossessione*".

... Due gialli , sei azzurri

"*Da anni non trascorrevo un giorno così bello, così libero come Domenica. Mi sentivo felice e serena*".

... Due gialli , dodici azzurri.

Appare un po' preoccupata quando le comunico che dovrà pesarsi.

... Sette azzurri

L'attesa della pesata non le ha procurato quello stato d'ansia che temeva. Era più che altro curiosità. Ciò che però appariva impensabile due mesi prima traspare dalla sua delusione di pesare solo 54 Kg. Delusione motivata dalla voglia di riappropriarsi della propria femminilità simbolicamente e fisicamente rappresentata dal ciclo mestruale. E' significativo che ora viva una sessualità più partecipata.

... Sette azzurri

Ha trascorso una breve vacanza al mare: *"Sono stata benissimo, mi sono divertita. Idealmente è stato tutto azzurro"*. Se empaticamente si avverte questa sua felicità lo stesso si può vedere a livello simbolico: sfoggia un orologio tutto azzurro e si è tinta le unghie dello stesso colore.

... Sette azzurri

Il ciclo mestruale è ricomparso.

E' avvenuta la demolizione del nucleo anoressico. L'azzurro per Adele, lo dirà alla fine, è il colore del cielo, della libertà, di uno spazio senza confini dove c'è la possibilità di collocarsi, di esistere, come persona unica, originale e femminile. Ora è consapevole che si era costruita una prigione nella quale si sentiva sicura, protetta. Una prigione però dalle pareti d'argilla che una volta cadute l'hanno costretta a fare i conti col paradosso di essersi smagrita per essere "vista". In quella che parrebbe una terapia strana, fatta di bigliettini, di colori in realtà tutto ciò non era altro che la rappresentazione grafica dei suoi valori, delle sue risorse, della sua voglia di vivere. Rappresentazione che le ha consentito di "vedersi" senza ricorrere al dominio del proprio corpo, all'annullamento di sé.

NUTRIRE IL SE'

L'obesità va considerata una patologia cronica e come tale implica dei cambiamenti nello stile di vita della persona obesa.

L'adolescente obeso si trova in una situazione particolare rispetto alla persona adulta per diversi motivi.

Un primo aspetto è da porre in relazione alla mancanza di una sintomatologia clinica evidente. Se un adulto obeso manifesta problematiche relative all'ipertensione, a patologie articolari ecc., l'adolescente generalmente non ha sintomi importanti e questo può andare a scapito delle motivazioni al trattamento. Inoltre frequentemente l'adolescente obeso ha uno sviluppo puberale anticipato e questo precoce sviluppo da un certo punto di vista svia l'attenzione dal problema obesità.

Problematiche si possono al contrario riscontrare nella vita relazionale dell'adolescente che può vivere un complesso di inferiorità e inefficacia rispetto ai coetanei, con conseguenti comportamenti di isolamento o al contrario di eccessivo conformismo allo scopo di farsi accettare dal gruppo (con possibili comportamenti a rischio). Entrambi gli atteggiamenti denotano una riduzione dell'autostima ed autoefficacia.

L'altro aspetto è da porre in relazione al trattamento.

La terapia dell'obesità in adolescenza non può prescindere dal lavoro di identità dell'adolescente. Fornire una dieta da seguire può ingenerare vissuti di inefficacia controproducenti per il lavoro d'identità. E poi bisogna chiedersi quale possibilità ha un adolescente di seguire una dieta? Una dieta non può che essere inserita in un discorso che va a coinvolgere l'intera famiglia. Ma anche qui sorgono problemi laddove vi sono genitori scarsamente motivati e fratelli non obesi, i quali si trovano costretti a seguire schemi dietetici di cui non avvertono necessità. Problemi apparentemente banali ma che pregiudicano in modo determinante la terapia. Che dire poi della tendenza di un adolescente a trasgredire? Vogliamo incasellarlo in una dieta? Trasferiamo in terapia ciò che già fanno i mass media che spesso inducono l'ossessività alimentare?

La mia esperienza clinica mi porta a definire alcuni capisaldi nella terapia dell'obesità:

L'adolescente obeso è prima di tutto una persona e quindi ciò che deve essere alla base di una terapia è il mondo in cui vive, i suoi valori, le sue risorse, le sue motivazioni. L'utilizzo del counseling sganciato dal problema è dunque fondamentale.

Non utilizzare mai una dieta vera e propria ma solo indicazioni di massima circa l'orario dei pasti, l'eliminazione dei fuoripasto e consigli generali sul tipo di alimentazione. Una dieta vera e propria difficilmente viene seguita.

Stimolare l'attività fisica. E' l'aspetto fondamentale. Se l'adolescente non si muove non esiste prospetto dietetico che tenga. Ovviamente bisogna andare per gradi (ad esempio nel primo mese ci si può accontentare di due ore di attività la settimana). E' impensabile che una persona cambi le proprie abitudini nell'arco di alcuni giorni. E' un processo lungo ma necessario ma anche educativo perché costringe alla fatica, al sacrificio, alla rinuncia. In un certo senso insegna alla tolleranza delle frustrazioni, elemento fondamentale per lo sviluppo dell'autonomia e responsabilizzazione. Val la pena di ricordare che non è in cura solo il corpo ma l'intera persona!

Rendere espliciti gli obiettivi! Non promettere cali ponderali irrealistici (maggiori del 15% del peso attuale) e anticipare le eventuali ricadute. A tal proposito è opportuno prevedere nello schema dietetico la concessione di una giornata di trasgressione. E' un modo per consentire all'adolescente la "fuga" da una imposizione e questo la rende più sopportabile.

Spiegare correttamente che un eventuale aumento di peso connesso all'attività fisica non corrisponde all'aumento della massa grassa ma di quella magra e che ciò pone le basi per il dimagrimento vero. I muscoli fan dimagrire! Questo aspetto è spesso sconosciuto all'adolescente (ma anche all'adulto) e la sua scoperta può essere motivante l'attività fisica.

Esiste l'effetto "reclutamento". Un adolescente che cala di peso richiama l'attenzione di chi vive lo stesso problema e conseguentemente potrebbero farsi vivi altri adolescenti (colpiti non tanto dagli effetti terapeutici ma dall'assenza di diete difficili da seguire) e spesso la terapia sortisce effetti anche nei familiari. Non è strano che con l'adolescente anche i genitori diminuiscano di peso.

Da ultimo un cenno ai centri per la terapia dell'obesità. Ne esistono parecchi ma funzionano più o meno allo stesso modo e le persone vengono trattate in una sorta di catena di "smontaggio" (medico, psicologo, dietologo, endocrinologo ecc.). Paradossalmente vengono chiamati trattamenti integrati. Le persone si vedono composte come un puzzle in cui ogni figura professionale cerca di allocare il proprio tassello al posto giusto. La sommatoria dovrebbe essere il puzzle completo con "guarigione" della persona obesa. Resta però la considerazione che l'uomo tende all'unità e se una tessera del puzzle non è al posto corretto che succede? Il rischio è di frammentare sia la persona ma soprattutto di deresponsabilizzarla. *Se lo psicologo dice che vado bene perché non calo?*" sentii dire da una paziente tempo addietro. A volte è terapeutico non il risultato ad ogni costo ma insegnare a vivere pur portandosi dietro qualche limite.

La richiesta di consulenza mi venne posta dalla madre. La frase *"La mia bambina è grassa"* durante la conversazione telefonica per l'appuntamento mi aveva fatto pensare che mi sarei trovato di fronte una bambina di 7-8 anni. Il giorno fissato per l'appuntamento la madre si presenta con la "bambina". Barbara, così si chiama, è una "bambina" di 16 anni, certamente obesa ma sicuramente non immatura nello sviluppo fisico come dimostra un seno piuttosto florido. La madre non sembra rendersene conto e l'atteggiamento asfissiante che manifesta nei suoi confronti estrinsecandosi in frasi del tipo *"Su, saluta il dottore"*, *"Siediti"*, *"Lascia parlare me"*, lo conferma. E' la madre che risponde alle domande che pongo a Barbara oppure si rivolge alla figlia con un *"Su, rispondi al dottore"* completando poi le risposte. La ragazza, mentre la madre illustra i problemi, se ne sta seduta in modo composto con lo sguardo rivolto in basso sfregandosi continuamente le mani . L'anamnesi non rivela nulla di particolare.

Nata a termine; peso alla nascita di 2,200 Kg; posta in incubatrice per una settimana per via del sottopeso. Lo sviluppo successivo viene riferito nella norma. Menarca a 12,1 anni . I cicli mestruali sono regolari per ritmo, intensità e durata. Normale sviluppo dei caratteri sessuali secondari.

Assenza di familiarità per obesità, diabete e dislipidemie. Entrambi i genitori sono normopeso.

Altezza = cm 158 ; peso =71 Kg ; BMI = 29,5

Al di fuori di un valore di colesterolemia pari a 210 mg/dl gli altri parametri ematochimici risultano nella norma. Pressione arteriosa 110/70. Fc 76 bpm.

Riferisce l'inizio dell'obesità subito dopo la comparsa del menarca con progressivo incremento. Da alcuni mesi si è stabilizzato sui livelli attuali.

La madre ha partorito Barbara all'età di 34 anni, dopo nove anni di matrimonio. Ragioni di lavoro di entrambi i genitori hanno fatto sì che la scelta di avere un figlio venisse posticipata il più a lungo possibile. I primi mesi di gravidanza sono stati caratterizzati da una forma depressiva della madre dovuta, a quanto riferisce, alla paura di perdere il prodotto del concepimento e, nonostante gli esami lo avessero escluso, al timore di mettere al mondo un figlio con qualche anomalia in relazione all'età. In seguito, grazie al sostegno del marito e del ginecologo di fiducia la gravidanza è stata portata a termine senza problemi. Il basso peso alla nascita della neonata fu messo in relazione allo scarso apporto nutritivo della madre nei primi mesi.

Il padre ingegnere è titolare di un'azienda meccanica dove lavora part-time anche la moglie in qualità di ragioniera. Il padre trascorre poco tempo a casa. Spesso è fuori per le commesse e viaggia all'estero per parecchi giorni l'anno. Ciò permette loro un elevato tenore economico. Alla conduzione della casa pensa la madre e una domestica ad ore. Spesso la ragazza è sola in casa. E' sempre la madre ad occuparsi delle "sue esigenze": dagli abiti (*"altrimenti finirebbe per vestirsi come certi compagni di scuola con jeans stracciati e giacca a vento"*) alla scuola. La decisione di iscriverla all'Istituto Tecnico Commerciale viene motivata in relazione ad un futuro impiego nella ditta paterna.

Non vi sono altre figure familiari di riferimento : i nonni sono morti prima che lei nascesse. C'è solo uno zio col quale però si vedono di rado. Già da questo primo colloquio mi rendo conto che lo spazio di autonomia della ragazza è limitato. Dopo aver visitato Barbara, presente la madre, fisso un incontro con la ragazza per la settimana successiva .

... E' puntuale; si accomoda sulla sedia un po' intimidita. Si guarda attorno, diversamente dal giorno in cui era presente la madre, e fissa la riproduzione di un quadro di Dalì presente nello studio. Colgo l'occasione e le chiedo se le piace. La risposta è affermativa anche se lo trova un po' *"strano"* e di *"difficile comprensione"*. Utilizzo l'argomento per cercare di stabilire un certo grado di empatia. Fa molta fatica ad esprimere ciò che pensa, deve essere continuamente stimolata . Però è in grado di cogliere immediatamente il senso delle domande e se pur in modo sintetico si esprime correttamente. Descrive la sua camera come un luogo quasi asettico. Mentre i suoi amici hanno numerosi posters alle pareti le sue sono *"pulite"*, solo alcuni quadretti a contenuto religioso. La mamma non vuole che si attacchino *"stramberie"* al muro. E' una *"maniaca"* dell'ordine. Se qualche cosa è fuori posto comincia a brontolare. Fino all'anno prima in casa si dovevano mettere le pattine, poi pare che il padre si sia opposto in modo deciso. La reazione di Barbara a questa *"ribellione"* è stata di enorme soddisfazione: *"finalmente qualcuno osava dire qualcosa alla mamma"*. Il rapporto con il padre è certamente migliore. Del padre ne parla in un modo che rivela un grande affetto ma certamente le pesano le sue frequenti assenze.

Da quanto posso capire dalle parole di Barbara tra i genitori non sembrano esistere dei conflitti. Non ricorda di averli mai visti litigare (a parte l'episodio delle pattine). I dialoghi in famiglia sono limitati e quando si prendono delle decisioni la figlia non viene mai consultata. Perfino per la scelta del luogo di vacanza non le è mai stato chiesto un parere. Il padre pare si sia adeguato al carattere asfissiante fino all'ossessione della moglie ma certamente il fatto di trascorrere gran parte del tempo fuori casa gli consente di avere la propria autonomia e libertà. Al rientro in famiglia con tutta probabilità non disdegna che la moglie si carichi delle responsabilità inerenti la figlia. La rimozione di eventuali conflitti è funzionale al mantenimento di uno status di tranquillità del padre. Posso intuirlo anche dalle parole di Barbara: "*Ha già un sacco di casini nel lavoro e giustamente se ne vuole star tranquillo in casa*". Da come ne parla avverto in Barbara un sentimento di comprensione e solidarietà nei confronti del padre anche lui "*vittima*" di una madre dispotica. Certamente il dialogo tra padre e figlia è menomato dall'assenza di lui ma nei pochi momenti di compresenza è sicuramente più aperto rispetto a quello con la madre, con la quale il vissuto di Barbara è di annichilimento. Se la mamma si inserisce nei loro dialoghi allora lui si "*blocca*". "*La rompiballe è arrivata*" è il pensiero che passa per la testa della ragazza in quel momento. Alla domanda "che sentimento provi in quell'istante?" Barbara risponde di sentirsi "*incavolata nera*". "*Attendo qualche minuto poi mi piazzo davanti alla TV e mangiucchio qualcosa* "

La scelta della scuola che frequenta le è stata imposta e lei si è trovata ad affrontare un tipo di studio che non suscita il suo interesse. Il suo desiderio era quello di potersi iscrivere al liceo linguistico nella prospettiva futura di un impiego come hostess o guida turistica. Ma questa sua ambizione non è mai stata rivelata ai genitori e nemmeno si oppose alla scelta forzata.

Nonostante ciò il rendimento scolastico è buono e non ha particolari difficoltà. L'impegno profuso nello studio pare costante a dispetto dello scarso interesse. Anche con i compagni di scuola ,come dice lei stessa "*non riesce a farsi valere*": piuttosto che reagire ad una critica o ai piccoli soprusi della vita di classe preferisce starsene zitta ed isolarsi. Se qualcuno prende le sue difese si vergogna, si sente come la "*bambina del gruppo*". Non ha veri amici . Qualche volta esce con una compagna di classe ma nemmeno con lei riesce ad imporre le proprie scelte, i propri punti di vista: è sempre l'altra a decidere cosa fare, dove andare. Barbara si rende conto di questa sua incapacità di imporsi: "*A volte mi sento così imbranata... vorrei reagire ma non ci riesco e allora mi prende una tale rabbia che vorrei scomparire*".

Nel corso del colloquio diviene più loquace e mostra una grande capacità introspettiva. Dietro quel vissuto di autosvalutazione e la bassa assertività c'è un forte desiderio di affermazione di sé. Quella rabbia che afferma di provare esprime probabilmente questa conflittualità.

Hai mai provato a reagire qualche volta?" le chiedo. "*Chissà che casino salterebbe fuori. Direbbero subito che sono una stronza, che non ho rispetto degli altri*". Questo scarso sviluppo del locus interno con la tendenza ad attribuire all'esterno la sua passività ritenendosi una vittima emergerà parecchie volte nei colloqui successivi.

Il tempo libero lo trascorre ascoltando musica o leggendo libri che prende a prestito alla biblioteca. Le piace molto leggere. Le ultime letture sono state "Germinale" di E.Zola e "Insciallah" della Fallaci. Le scelte sono guidate come dice lei *"dall'ispirazione del momento"*. Per ispirazione intende lo stimolo dato da un commento sul retro del libro o a volte dall' *"estetica"* della copertina.

Sono letture di un certo livello per la sua età. I libri in genere li prende a prestito dalla biblioteca. Pare che la madre non abbia mai contestato le sue scelte "letterarie".

Si stupisce quando non le viene prescritta nessuna dieta ma soltanto un diario alimentare. Dopo averle spiegato le modalità di compilazione concordiamo di rivederci dopo due settimane.

... Dal diario alimentare si deduce che Barbara è iperfagica: mangia di continuo , a qualsiasi ora. Se la quantità di cibo assunta durante i pasti è da ritenersi nella norma, altrettanto non si può dire dei "fuori pasto". Non ha preferenze particolari. Il consumo di alimenti dolci è in ogni caso preponderante. Non sa indicare con precisione le sensazioni che accompagnano il continuo mangiucchiare: *"Mangio ma non so dire se ho fame oppure no. E' più un bisogno di riempirmi , non riesco a spiegarlo bene"*. Sicuramente si rende conto che nei momenti di rabbia il ricorso al cibo è frequente. Quel bisogno di *"riempirsi"* se esprime il suo sentirsi vuota sembra denotare il tentativo di utilizzare il cibo come strumento per affermare sé stessa in una sorta di equivalenza: più peso = più esisto. Del resto pur essendo consapevole della propria obesità, questo non la preoccupa eccessivamente. Non emergono episodi di abbuffate o levate notturne per mangiare.

Non svolge nessuna attività fisica a parte le ore scolastiche di educazione fisica.

Le piace andare in panetteria: *"l'odore del pane fresco mi piace da morire"*. Da come la descrive pare una specie di "boutique" del pane dove ogni mattina prima di recarsi a scuola acquista sistematicamente due brioches ed un panino che consuma nell'intervallo col *"cappuccino della macchinetta"*. La colazione del mattino è scarsa, monotona e consumata rapidamente, a volte in piedi. Si limita ad un the con due o tre biscotti. La Domenica in genere non fa colazione alzandosi tardi. In compenso il pomeriggio festivo è un continuo mangiucchiare. *"Questa volta però"*, confessa Barbara, *"il fatto di dover scrivere sul quaderno ciò che mangiavo mi ha fatto sentire un po' in colpa"*.

"Per quale ragione?" chiedo.
Pare bloccarsi poi risponde con un *"non lo so"*.

In realtà ho l'impressione che lo sappia e insistendo cerco di spingerla a far emergere questa motivazione che apparentemente ignora.

"Forse non avevi fame?"

"*Sì , forse*"

"Oppure mangiare per te è soltanto un modo di "rifugiarti" da qualche parte ?"

"*Cosa vuol dire?*"

"Intendo dire che mentre mangi non hai modo di pensare ai tuoi problemi, di doverli affrontare e questo ti evita di mettere in gioco te stessa".

Non risponde, pare completamente bloccata.

"La mamma che ti dice quando ti vede mangiucchiare?"

"*Niente*".

"Esci qualche volta la sera con gli amici?"

"**Raramente**"

"I tuoi genitori che ti dicono?"

"**Il papà niente. La mamma mi fa mille raccomandazioni**"

"Ad esempio?"

"*Le solite cose: stai attenta ai drogati; stai sempre in compagnia; non tornare tardi...*"

"Non credi che sia veramente preoccupata per te?"

"**Mi fa sentire un po' cretina, come se mi considerasse una bambina di 5 anni**"

"Hai mai provato a dirglielo?"

"*No*".

"Ma tu ti consideri tale?"

"**No**"

"Non riesci a parlare con tua madre ?"

"*No, faccio molta fatica. Mi sento quasi aggredita e poi...*"

Si blocca. – "E poi ?" rilancio.

"*Credo che se reagissi, dicessi quel che penso lei la prenderebbe molto male*".

"Ritieni di non essere capace di dire quel che pensi?"

"*Sì, non ci riesco*".

"Credo invece che tu sia perfettamente in grado di farlo"

"No, non ci riesco". Lo dice quasi arrabbiata.

"In questo momento non stai forse dicendo quel che pensi?"

"Sì".

"Vedi che ne sei capace"

"Ma con lei è diverso".

"Perché è diverso?"

"Non fa parte della mia famiglia".

"Prova a spiegarmi il motivo per il quale far parte della famiglia ti impedisce di esprimere i tuoi sentimenti. Anche con le tue amiche mi dicevi che eviti di importi. Quindi non sembra una questione solo di famiglia"

A questo punto scoppia a piangere. Questo pianto mi fa pensare di essere entrato nel vivo del problema reale alla base della sua bassa assertività . Lascio che si sfoghi per qualche minuto poi riprendo nel colloquio.

"Prova ad immedesimarti nella parte della mamma. Tu non ti esprimi e quindi lei può pensare che ciò che ti "impone" vada bene anche a te. E la stessa cosa la possono pensare le tue amiche. Nemmeno loro fanno parte della famiglia. Sei sicura che il problema sia legato solo alla mamma ?"

Non risponde e temendo che la mia insistenza possa determinare una sua chiusura cerco qualche altro aggancio.

"Mi è parso di capire che vorresti essere considerata diversamente dalla mamma dai tuoi compagni. Hai detto che quando ti senti "imbranata" ti arrabbi con te stessa ed è come ammettere che così non ti piaci. Come vorresti essere?"

"Mi piacerebbe essere un tipo deciso, capace di impormi, di decidere per me".

"Qual è l'ultima volta che ricordi di aver preso una decisione per te?"

"Qualche mese fa' ho voluto guardare un programma alla TV che i miei non volevano guardare".

"Che è successo ?"

"L'ho guardato".

"I tuoi che reazione hanno avuto ?"

"Non hanno detto niente"

"Ti sei sentita "cattiva" per esserti imposta?"

"No. Anzi, ne ero soddisfatta".

"Tutto questo dimostra che quando vuoi sei capace di farti valere. Questo non significa che si debba pretendere di aver ragione in ogni circostanza ma che tu abbia la capacità di "affermare" la tua presenza è un dato certo. Devi solo convincere te stessa. Ora ti sembra tutto così difficile ma in futuro sono sicuro che riuscirai".

Ci accordiamo su alcune prescrizioni dietetiche e comportamentali: acquisto di una sola brioche al mattino da acquistare non alla "boutique" del pane ma in un altra panetteria in modo da allungare il percorso a piedi per recarsi a scuola. Inoltre divieto di consumare degli snacks davanti alla TV. Non ho ritenuto di attenermi scrupolosamente alla tecnica comportamentale della stipula di un "contratto" per non dare l'impressione di una mancanza di fiducia nei suoi confronti.

Barbara presenta un basso livello di autostima e scarsa fiducia nei propri mezzi. Il divario tra sé ideale e visione oggettiva di sé è notevole e si estrinseca con il "vorrei essere più decisa" in netto contrasto con la bassa assertività.

Bassa assertività che nasconde con ogni probabilità la paura di perdere l'affetto dei genitori, degli amici : "*direbbero che sono una stronza*". Il "*con lei è diverso*" riferito alla capacità di esprimere i propri vissuti, emerso durante il colloquio, è emblematico al riguardo. Il desiderio di autonomia si scontra con questa paura ingenerando un vissuto di frustrazione che trova come soluzione lo sfogo nel cibo.

Pur avendo la consapevolezza delle proprie dimensioni corporee, l'obesità non la preoccupa. Preoccuparsene significherebbe rinunciare a questa valvola di sfogo e dover prendere delle decisioni e affrontare la sua paura. Per questo non ha mai accennato ad eventuali commenti negativi sulla sua figura da parte dei compagni e amici ed è venuta su pressione della mamma e non di sua spontanea volontà. Non sembra esistere un mondo affettivo "extrafamiliare". Alla domanda "Hai mai preso una cotta per qualcuno?" chiude subito l'argomento: "*No. Non penso mai ai ragazzi*". Non ho insistito sull'argomento nel timore che si dovesse arrivare alla conclusione che anche le potenzialità affettive sono "incarcerate" nel problema obesità. Mi è sembrato importante non riversare sul corpo la giustificazione dei suoi vissuti, non darle un'ulteriore scusante per non guardare dentro di sé.   La madre certamente non ha agevolato il percorso di autonomizzazione della figlia: è possibile che il desiderio di indipendenza e autonomia di Barbara abbia risvegliato nella madre gli antichi fantasmi di perdita vissuti durante la gravidanza dando luogo ad un atteggiamento iperprotettivo che se da un lato è vissuto negativamente da Barbara come un ostacolo alla propria libertà e autonomia dall'altro è funzionale alla propria deresponsabilizzazione.

Ha comunque a disposizione delle risorse: è acuta, sincera e onesta con sé stessa. La rimozione del problema peso non è tale da impedirle, posta davanti all'evidenza, di prendere coscienza che il cibo è un tentativo improduttivo di affermazione di sé.

Ha perso circa 2,5 Kg in venti giorni. Afferma di aver rispettato scrupolosamente le indicazioni anche se i primi giorni le è costato molta fatica. Soprattutto ha avvertito un certo disagio durante l'intervallo scolastico: "non sapevo come impegnare il tempo".

Ne deduco che l'iperalimentazione nell'intervallo era dettata non dalla sensazione di fame ma da una motivazione di ordine psicologico, come compenso ad una situazione di disagio sul piano relazionale. Per quanto riguarda il mangiucchiare davanti alla TV a casa confessa di aver sgarrato qualche volta ma in complesso è riuscita a *"trattenersi"*.

"Mi sono sentita un po' nervosa" è il commento al suo vissuto.

La madre si è un po' stupita per la mancanza di una dieta "tradizionale" e lo ha fatto presente a Barbara (e con una telefonata al sottoscritto: ho faticato non poco nel cercare di farle comprendere che spetta a Barbara la responsabilità di aderire al programma di trattamento non essendo più una bambina). In seguito non ha più sottoposto la figlia ad interrogatori del tipo "Sei certa che non devi fare una dieta speciale? Che ti ha detto? Cosa devi fare? ecc..

Non so quanto questo sia frutto di una rassegnazione della madre oppure si è resa conto che il problema dell'obesità non è altro che una maschera dietro la quale si celano problematiche diverse.

Una volta posta di fronte al vero problema si è trattato di agire sulle risorse a sua disposizione per aiutarla a raggiungere un sufficiente grado di autonomia e assertività e ad arginare il problema alimentare secondario al suo vissuto. Come riempire quel "non sapevo come impegnare il tempo", come farla uscire da quel vicolo apparentemente senza uscita nel quale stenta ad appropriarsi di una propria identità?

L'occasione si è presentata in conseguenza della mia attività istituzionale nell'ambito dell'educazione alla salute nelle scuole.

Ho parlato con l'insegnante incaricata di supervisionare dei gruppi di ricerca (formati ed autogestiti dagli studenti) nell'ambito dell'attività scolastica e le ho proposto di affidare la responsabilità di uno di questi gruppi a Barbara. La ragazza ha reagito dapprima con stupore (*"perché proprio a me?"*) e in un colloquio successivo (nel quale ho chiaramente finto di non sapere nulla al riguardo) ha espresso i propri timori di non riuscire nel compito affidatole. Stimolarla a fare di questa paura il suo punto di forza per riaffermare la propria identità e consentirle un recupero della stima di sé è stato il passo successivo. L'appoggio dell'insegnante è stato determinante nel rendere questa paura, fonte di sofferenza e blocco per Barbara non paralizzante ma , attraverso la sua accettazione, costruttiva. E non a caso, valutata la sua passione per la lettura, il suo gruppo ha ricevuto come compito di ricerca "il sentimento della paura nella letteratura". Ciò le ha permesso, opportunamente guidata dall'insegnante, di scoprire di non essere sola nello sperimentare questo sentimento che è insito nella natura umana e che comunque non impedisce di amare e di essere amato, che non preclude il futuro. Attraverso l'esperienza "letteraria" si è sentita non più un essere isolato, diverso dagli altri, incapace di pensare al futuro ma un soggetto in grado di produrre un'esistenza ricca di sé ed in grado di trasmettere valori propri e di combattere quotidianamente per essi. Riferendosi a dei brani di un libro sui lager nazisti in seguito mi dirà di " essersi sentita un po' stupida " nei suoi problemi e che nel non affrontarli si sarebbe sentita "veramente cretina" .

Da queste sue considerazioni è partita la voglia di riscattarsi, non per gli altri (ai quali ora reagisce rispondendo in modo adeguato) ma cosa assai importante per sé stessa. Del resto il "direbbero che sono una stronza" si è tramutato non in un "direbbero che sono..." ma in un "mi sarei sentita...". L'attenzione si è spostata dal mondo esterno al suo "interno". Da un coping passivo ad uno attivo. Non riempie più i suoi vuoti con il cibo ma li riempie di sé.

Ed è da sottolineare il fatto che il problema cibo non è stato più preso in considerazione in quanto l'assunzione alimentare incontrollata al di fuori dei pasti è del tutto scomparsa. Nell'arco di sette mesi il suo peso si è ridotto di circa 12 Kg. Nei colloqui successivi il problema cibo non è più stato oggetto di discussione se non per piccoli aggiustamenti peraltro richiesti da lei.

La situazione in famiglia è decisamente migliorata: con la madre ha recuperato quel colloquio che sembrava essersi interrotto. Barbara ha intuito che coinvolgerla di propria iniziativa ha trasformato il rapporto quasi in tipo amicale: "Ogni tanto prendiamo in giro il papà". Anche da questo punto di vista non ha atteso che fossero gli eventi a guidare la sua esistenza di figlia ma che fosse lei a determinarli. Questo le ha consentito di essere parte attiva nel rapporto con la madre e al tempo stesso di accettare gli aspetti negativi della convivenza nella convinzione che "tutto è risolvibile". Il suo mondo delle possibilità si è quindi aperto: il futuro è denso di progetti, non imposti ma suoi: "Anche se lavorerò nella ditta mi iscriverò , finite le superiori, alla Facoltà di Lettere Moderne". L'antico desiderio di fare la guida turistica è parte dei suoi ricordi: "Non mi attira per niente e non *capisco come potessi avere avuto questo desiderio*" (Forse anche questo rifletteva un desiderio inconscio di fuga dalla realtà verso un mondo diverso). Dopo qualche mese dall'ultimo colloquio è venuta a trovarmi portandomi in omaggio i frutti della ricerca. E' significativo il fatto che sorridendo mi ha detto "*Ha fatto il furbo mettendosi d'accordo con la professoressa, vero?*" La sua capacità di intuire le cose è certamente stata una risorsa notevole.

SENSO DI COLPA

"Ho un problema di anoressia". Curiosa l'autodiagnosi, come a voler mettere una maschera davanti a sé. L'unico "legame alimentare" si estrinseca nella frase *"quando litigo col mio ragazzo poi non mangio"*. Nulla di più.

Mettere da parte un problema inesistente diventa facile. Comprendere le ragioni che l'hanno portata da me un po' meno. Ma tutto sommato non lo trovo fondamentale, almeno all'inizio.

Diciotto anni, magra, statura medio bassa, capelli neri lunghi e lisci che incorniciano un viso magro dal naso piuttosto affilato. Orecchino al naso e alcuni alle orecchie. Veste di nero, in modo semplice. Non è molto empatica. La voce è lineare con poche variazioni tonali. Ha una postura rigida, difesa, anche se il busto è protratto in avanti e lo sguardo è serio ma curioso. L'impressione che ne ricavo è di una persona in attesa che il sottoscritto faccia la prima mossa. La colloco ad un bivio: diffidente ma pronta ad imboccare immediatamente la strada della fiducia.

E' la primogenita di una coppia che ha altri quattro figli. Il padre è operaio, la madre casalinga ma per incrementare le entrate svolge qualche lavoro saltuario. Con i fratelli ha un buon rapporto ma l'essere la primogenita induce la madre a riprenderla in misura maggiore rispetto agli altri nella convinzione che *"essendo la più grande deve dare di più"*. La madre viene descritta come il perno della famiglia, colei che dirige e dispone e che tende ad essere invasiva. Certamente la famiglia numerosa, il non poter disporre di uno spazio fisico proprio limita la sua *"privacy"* e ogni occasione per restare sola viene sfruttata. Così saltare la cena diventa un esercizio per ritrovarsi sola con i propri pensieri evitando il "caos" della convivenza familiare. Col padre i rapporti si limitano a qualche parola la sera. Se ne lamenta perché lui non le chiede mai nulla, nemmeno della scuola. Appare dispiaciuta, anche se scusa il padre, troppo impegnato nel lavoro: *"mantenere cinque figli non è facile"*. Chiaramente in famiglia sono imposti dei sacrifici economici ma mostra riconoscenza verso i genitori che le consentono di studiare. Frequenta una scuola per operatori assistenziali. Ultimamente le cose vanno male, il rendimento è decisamente insufficiente e fa fatica a concentrarsi. E' convinta in ogni caso che sarà in grado di recuperare. Nel futuro vorrebbe continuare negli studi, magari iscriversi a psicologia ma è altrettanto disposta a lasciar strada alla sorella che ritiene "migliore di lei" se le condizioni economiche non permetteranno a tutti di studiare. Attualmente lavora come volontaria in un centro di assistenza a portatori di handicap. La ritiene un'esperienza importante sia dal punto di vista professionale che umano: *"Anche i ragazzi più gravi possono dare qualcosa*". Le piacerebbe poter lavorare in quel settore. Dalla sua storia emergono i suoi valori. E' altruista e anche coraggiosa. Decisa e abbastanza sicura di sé. Pur ritenendosi credente non si dimostra troppo convinta della sua fede. E' strano che esprima le proprie considerazioni con un tono piuttosto freddo e distaccato. Sembra controllata. Il tono però cambia quando si arriva al capitolo dei rapporti affettivi. Empaticamente riscontro una maggiore apertura, la avverto desiderosa di esprimere le proprie emozioni e i propri turbamenti. Appare leggermente agitata. Dall'età di 13 anni ha un ragazzo col quale ha sempre condiviso tutto. Prima dell'estate erano però aumentate le discussioni: lei lo riteneva troppo invasivo. Lui troppo infantile. Durante le vacanze estive lo tradisce con un ragazzo conosciuto al mare. Non sa rendersi conto del perché sia successo e per questo si giudica negativamente. Il tradimento non corrisponde al suo ideale d'amore, un 'amore romantico, totalizzante, quasi fino all'annullamento di sé in funzione dell'altro. Mi rivela di sentirsi depressa, con un profondo senso di colpa: "*Tornata dal mare gli ho confessato il tradimento e lui mi ha allontanato. Ora soffro perché ne sono innamorata e non volevo farlo soffrire*". Connoto il suo coraggio e la sua onestà: "*Poteva tenere il segreto e non l'ha fatto. Partiamo dal suo coraggio* ".

Fino ad oggi non si era confidata con nessuno ad eccezione del proprio diario. Le chiedo se vuole portarmelo in visione al prossimo colloquio e acconsente di buon grado.

... Il diario è ordinato. Mi colpisce il tipo di scrittura che cambia nei giorni precedenti il tradimento e in quelli successivi. Normalmente scriveva in stampatello, con un tocco che definirei delicato e ordinato, quasi scolastico. Poi all'improvviso lo scrivere diviene "agitato", con lettere più grandi. Nelle sue poesie (il diario ne è pieno) traspare una vena romantica adolescenziale,un 'emozionalità che all'esterno non appare. Concetti semplici ma carichi di tensione emotiva :

" *Il cielo era coperto*

da grossi nuvoloni scuri,

la notte era come morta.

Continuai a fissare il vuoto

finché i miei occhi si fermarono

in un angolo

nell'immensità del cielo:

due meravigliose stelle

riuscivano a brillare...

Mi sentii rapita da quel lieve bagliore.

Io e te eravamo lontani

ma ne sono sicura.

Quelle stelle erano speciali.

Mi ricordavano qualcosa di bellissimo

mi ricordavano i tuoi occhi

quando mi hai detto ti amo"

Un amore che esplode in tutta la sua intensità e che porta in sé un sentimento di sofferenza:

"Avvolta nel silenzio

da una solitudine

che non esiste.

Lei piange senza farsi sentire,

senza capire

che non ha motivo

per soffrire"

Si fa strada una paura non ben identificabile , che le crea i primi tormenti:

"Ho paura di qualcosa,

forse è solo di me stessa.

Ma questa paura

è ormai tormento

un tormento assillante

che non mi lascia spazio

per pensare

a qualcosa di normale.

Il mio pensiero è rivolto

solo a questo terribile fantasma

che non ha neppure un nome

È un grido silenzioso

che mi spaventa davvero ed è ancora troppo nascosto

per poterlo vedere"

Il non capire l'origine di queste emozioni la confonde, la porta ad interrogarsi sul senso della propria esistenza:

"Ho una vita troppo difficile.

O forse troppo facile

ed è per questo che mi chiedo

se ha valore…"

Il tenore delle altre poesie non cambia, un alternarsi di gioia esplosiva e cupa tristezza. Per due mesi cessa di scrivere. Riprende in piena estate poco prima di partire per le vacanze. Gli stessi pensieri, immagini velate di tristezza, domande di senso. Una scrittura diversa, più rapida, più grande, più confusa. Ancora due poesie d'amore, brevi, poi dopo il tradimento irrompe l'autocondanna: *"Puttana , mi faccio schifo"*.

Inizia un periodo di depressione, di tentativi di recupero del rapporto col suo ragazzo. Inizia ad andar male a scuola, a saltare i pasti. Dimagrisce. Ma si impone di non piangere. *"Non bisogna mostrarsi deboli"*. Ora la richiesta d'aiuto è chiara, la maschera viene gettata e si rivela la sua domanda di senso, i suoi perché, il suo scavarsi dentro per trovare le risposte: *"Mi sento incapace di manifestare il mio pensiero. Leggermi dentro è troppo difficile. Ma so che quando sarò in grado di farlo la mia vita cambierà"*. Vorrebbe essere diversa: *"Mi sono rotta le palle di essere come sono"*. La depressione avanza: *"Ancora sofferenza"*, *"Mi sento blu notte"*, *"Che angoscia"*. Così la vedo la prima volta e il contrasto tra il suo apparente distacco e l'emozionalità espressa sulla carta è incredibile. Da me la porta la speranza.

Mi pongo due obiettivi: connotare le sue risorse, peraltro notevoli, e nel medesimo tempo smontare la sua autocondanna. E così parto dal suo coraggio. Coraggio di una confessione e coraggio di affrontarne le conseguenze. Coraggio nell'approcciarsi a persone con handicap grave con le quali riesce a comunicare laddove altri non riescono. E loro la cercano. E' altruista verso gli altri poco verso di sé. Si concede poco. Forse l'unica concessione è stato il tradimento. Un tentativo di riappropriarsi del proprio sé sganciandosi da un rapporto affettivo nel quale annullava se stessa. Lo scrivere con caratteri grandi rappresentava simbolicamente un tentativo di affermazione. Ma tutto veniva archiviato dentro di sé senza aperture al mondo. Un immagine di perfezione da sostenere, che non poteva dare spazio ad una visibilità emozionale che però agiva internamente. L'atto del tradimento scotomizzava i suoi valori, le sue risorse, lasciando spazio all'autocondanna, alla disistima. La esorto a pensare a quell'episodio quale momento di rinascita, di un voler essere al mondo in modo attivo. Si stupisce che le dica tutto ciò, all'apparenza paradossale, ma riesce a cogliervi un senso. Potrà recuperare il rapporto col suo ragazzo solo se si mostrerà nella sua vera natura, fatta di raziocinio ma anche di emozioni. Ha il coraggio per farlo.

Nei colloqui successivi, a cadenza di tre settimane, diviene più sciolta nelle posture, spesso sorride. Per la prima volta ha pianto in pubblico e non se ne è vergognata: *"Finalmente mi sono tolta un peso"*. Il tono dell'umore migliora. Sembra più serena: *"La serenità perduta forse sta tornando. La mia disperazione è diventata forza e il mio amore sta rinascendo"*. La rivedo dopo due mesi. E' sorridente. A scuola è riuscita a recuperare l'anno che pochi mesi prima sembrava perduto. Il rapporto col suo ragazzo è ripreso, su basi diverse, più mature, più alla pari. Ora le si spalanca un futuro. Non ho fatto molto, l'ho solo ascoltata. Ho ascoltato le sue emozioni. La vera minaccia consisteva nella loro soppressione. La sua vera natura era scritta in una poesia dell'anno precedente:

" La tua vita è un'opera d'arte.

Se è bella, siine orgoglioso

se è brutta, migliorala.

Le parti più nere devono farne parte

ma non devono occuparla..."

Pubblicato su Giornale Italiano di Adolescentologia on line

I "PRIGIONI" DI MICHELANGELO

Stefania, 19 anni, capelli corti color cenere, sguardo fisso, spento e triste. Lo sguardo di chi sembra aver gettato la spugna.

La sua storia è una storia di prigionia: prigioniera di un'idea ossessiva e delirante che annichilisce la sua spinta vitale. E' la storia di una lotta condotta sul filo delle estreme conseguenze. Fino ad allora a parlare è stato il suo corpo, ridotto ad uno scheletro. Quella che reputava una vittoria si era tramutata in una sconfitta pesante. Aveva dominato il corpo, controllato il peso, digiunato all'inverosimile. Dominare il corpo aveva annichilito il suo spirito. E la sua vita.

E' sfiduciata ed il tono piatto della sua voce e la postura rannicchiata, denotano il ripiegamento su se stessa. Mi ricorda una di quelle sculture denominate "prigioni" nelle quali si intravede un corpo che sembra volersi liberare dalla pietra.

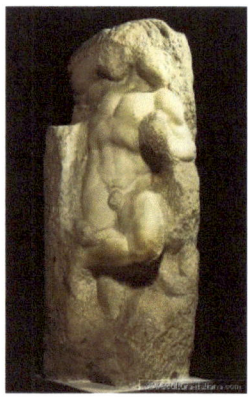

Anche le sue risorse sono incarcerate nella pietra. Per trovarle bisogna scavare a fondo nel suo mondo. Nella sua famiglia semi-devastata dal groviglio anoressico , nei suoi contatti sociali mordi e fuggi, nei suoi affetti più o meno nascosti, nel peregrinare da un medico all'altro, da uno psicologo all'altro e nel suo cane Lindt un Labrador molto "coccolone" forse l'unico ad aver messo da parte il problema.

L'alleanza si stabilisce facilmente tramite Lindt. Lo ha "*tirato su*" lei, nutrendolo e svezzandolo alla sua vita di cane. La segue come un ombra, è l'unico che non le chiede nulla, che non solleva ogni volta il problema del cibo. Stefania si duole di non poterlo portare a spasso : la sua esuberanza la "farebbe volare" stante il suo peso di 39 Kg. Forse non se ne è accorta ma attraverso il cane riconosce il suo corpo scheletrito. E forse in quel cane dal nome di un cioccolatino intravedo una possibilità. E' una percezione, non di più , ma in quel momento non vedo altro.

I contatti sociali sono ridotti all'osso. Difficilmente esce di casa se non per far qualche acquisto per la madre, magra come chiodo pure lei, impiegata in una agenzia assicurativa. E' una donna che "si tiene" vestendo con abiti firmati e andando dal parrucchiere e dall'estetista ogni settimana. Da come la descrive , fredda e organizzatrice, la percepisco come una madre divorante ed invasiva ma distaccata emotivamente. Il padre è idraulico e da buon artigiano lavora 12 ore al giorno, sabato compreso. Lo descrive come un po' rozzo e vestito, per usare le sue parole, "alla maniera dei gruppi degli alpini che fanno le sfilate" (camicia a quadrettoni e pantaloni di velluto).

E' un bonaccione che pensa che ogni problema si risolva o con il denaro o svagandosi con la compagnia. Lui si svaga andando a caccia regalando poi la cacciagione agli amici perché nessuno in casa si degnerebbe di pulire lepri e fagiani. Mi appare piuttosto distaccata nella descrizione. L'infanzia Stefania non la ricorda con particolare trasporto. Scuola elementare e media a tempo pieno in un istituto privato. Pochi amici stemperati dalla sua timidezza. Alle superiori, istituto tecnico commerciale, si "sveglia un po'" ma a 15 anni comincia la sua lotta col peso.

In tre anni perde 24 Kg. Colpa della madre, dice Stefania, che le ha inculcato sin dall'infanzia il culto della dieta. La madre comunque si decide a portarla dallo psicologo quando comincia a vederla troppo magra. Poi segue il dietologo, altro psicologo, altro medico. Più che aiutarla la incolpa e i professionisti mirano al problema insistendo su dieta, pericolo di morte, rapporti col proprio corpo e così via. Tutte cose, dice Stefania, che "mi addentravano ancora di più nel pensiero del cibo". Tentano di indurla ad una terapia con antidepressivi. Lei rifiuta. "Schiava di un farmaco mai", sostiene. Nonostante i tentativi altrui di oggettivarla cerca di mantenere la sua dignità di persona. Si iscrive all'università , facoltà di economia e commercio. Il suo primo anno trascorre senza dare un esame. La sua capacità di concentrazione e le motivazioni sono pressoché inesistenti. Non ha una vita affettiva. Poco prima di cominciare il suo calvario si era innamorata di un coetaneo. Un amore platonico, a senso unico. Poi più nulla. Altri pensieri dominavano la sua testa. Dice di non aver ideali in quel momento e non sa in cosa credere e sperare, nemmeno in Dio al quale non sa se credere. Riaffiorano nella mia mente i "prigioni" di Michelangelo.

Decido di non visitarla né di farle fare delle indagini. Ne ha già fatte parecchie e , a parte un ECG ed alcuni esami ematochimici, le ritenevo pure inutili . Alla fine del primo colloquio la vedo più aperta ed espressiva. Non sorride ma la sento più fiduciosa. Le chiedo se può portarmi una foto del suo cane e ne sembra felice. Dal modo con cui mi stringe la mano comprendo che l'obiettivo dell'alleanza è raggiunto.

Mentalmente mi prefiguro il prossimo obiettivo: renderla fiduciosa, ridarle una speranza per il futuro. Metaforicamente iniziare a staccarla dalla pietra.

E così nel colloquio successivo le mostro le foto delle prigioni di Michelangelo scaricate da Internet. Il suo sguardo si accende, diventa curioso. Empaticamente percepisco un movimento interiore che una postura più aperta mi conferma. Le chiedo che effetto le fanno. Passano almeno 5 minuti prima che risponda. In quei 5 minuti osserva le foto alternando lo sguardo su di me come a chiedermi il motivo di quella domanda. Le sue mani non stanno ferme, un'improvvisa agitazione sembra coglierla. Poi all'improvviso sembra calmarsi e risponde. Una risposta strana: *"Mi sembra che manchi qualcosa"*. Alla mia domanda su cosa manca risponde con un *"non lo so"*. Non insisto e mi metto ad osservare le foto del cane che mi ha portato. Si apre, diviene più loquace e anche il suo volto cambia espressione.

Durante il colloquio scopro che legge molto. Essenzialmente romanzi. Le faccio raccontare l'ultimo e invece decide di raccontarmene un altro che si intitola: *Il Cavaliere nell'Armatura Arrugginita*. E' la storia, racconta, di un cavaliere alla ricerca di se stesso pur essendo imprigionato nell'armatura. Inutile dire che il titolo e la trama mi colpiscono e soprattutto mi stupisce l'analogia con le prigioni di Michelangelo. *"Qual è la tua armatura?"* domando. Comincia a parlare di se, del suo sentirsi inadeguata, di non riuscire a combinare nulla nella vita, di aver paura del futuro, di non aver coraggio, di non aver nessuno che le vuol bene. Le connoto il coraggio di confessare le sue paure ed il suo precedente rifiuto del farmaco, atto coraggioso e di autonomia. Gli ideali dunque ci sono se pur mascherati dalle paure.

Mi colpisce che non parli mai di alimentazione, di peso, di dieta. Una strana anoressica o forse la considero strana perché anche in me c'è un residuo di tendenza alla stereotipia diagnostica.

Credo che abbia delle grandi possibilità e che le serva solo uno stimolo per credere nel futuro pur sentendosi in quel momento "incarcerata". Ha bisogno di qualcuno che le creda e non che la consideri oggetto di cura. Vista la sua passione per la lettura le presto un libro di Joseph Roth, *"La leggenda del santo bevitore"*. E' un testo breve che ho spesso utilizzato nel counseling. In un certo senso è la storia di chi assumendosi un impegno, alla fine pur tra difficoltà, disperazione e tentazioni, riesce a portarlo a termine, salvando la propria dignità. Il gesto di prestarle un libro la colpisce e forse lo interpreta come un atto di fiducia nei suoi confronti. Io lo interpreto come un riconoscimento della persona e non dell'anoressica. Il terzo colloquio è imperniato nella discussione del libro. Le è piaciuto molto e ne ha comprato una copia per sé. *"Sono contenta che alla fine il protagonista ce la fa"*. La scultura prende forma, sembra pian piano liberarsi dalla pietra. Ma a liberarsi non è il corpo ma la speranza, il suo spirito, i suoi valori, le sue risorse.

Empaticamente percepisco una maggior fiducia e anche il suo eloquio è più deciso. Sembra avere una maggior stima di sé. Lo sguardo è più vivo e mobile. Ha ripreso a studiare qualche ora alla settimana. La capacità di concentrazione è leggermente migliorata. Continuo a non visitarla. Non mi pare necessario. Mi immagino i suoi livelli di dopamina che aumentano…

Lindt la settimana dopo farà una passeggiatina. Mi descrive quanto il suo cane sia stato delicato con lei. Nessun strattone ed ogni tanto si voltava a guardarla come a rassicurarla. Deduco che a volte un cane può essere più empatico di un medico…

Il suo miglioramento coincide con una crisi della madre che le appare depressa. Decide di non occuparsene, non vuole esserne coinvolta emotivamente e pensa che questo sia un atto di amore verso la madre. Non vuole ripercorrere a ritroso ciò che la madre ha fatto con lei. Questa riflessione è lo specchio della sua autonomia , della propria capacità di agire e dominare, non più il corpo, ma la realtà che la circonda. Un dominio però, non a sorreggere un narcisismo, ma rivolto al bene per se stessa.

La pietra è stata la sua identità, un corpo che doveva smagrire per rinchiudere il proprio spirito. Il mio obiettivo è stato quello d'indurla ad un'opera di scultura. Ha liberato la propria dignità di persona che altri avevano contribuito ad affossare oggettivandola.

In quattro mesi recupera 8 Kg ed una vita sociale adeguata. Il suo sguardo è brillante ed assume sulla sedia posture più femminili. Dopo 7 mesi il peso è aumentato a 52 kg. Il ciclo mestruale riapparirà dopo un anno. Da il suo primo esame all'università, con esito oltre le sue aspettative. Il blocco di pietra è alle sue spalle.

L'unica vera minaccia avrei potuto essere io se l'avessi incarcerata in una diagnosi considerandola puro oggetto di cura.

Mi chiedo ancora cosa fosse quel "qualcosa che manca" detto mentre osservava le foto dei prigioni. Credo corrispondesse al desiderio di staccarsi dall'ideale anoressico vissuto alla fine in modo distonico rispetto ai propri valori e probabilmente ciò che mancava era la consapevolezza di averne la possibilità. Comunque possa essere l'interpretazione ciò che ritengo abbia dato il via alle sue motivazioni è l'essere stata accettata ed ascoltata come persona con le proprie debolezze, aspirazioni e risorse. Da persona e non da oggetto ha accettato su di sé la fatica di elaborare la propria sofferenza, di ritrovare dentro di sé fiducia e speranza. Acquisito lo scalpello finiva il lavoro di Michelangelo liberandosi e aprendosi al mondo. L'opera d'arte culminava in una nuova scultura, unica ed irripetibile, espressiva e sorridente : Stefania.

Pubblicato su e-Dott.it il portale per il Medico – Giugno 2004 – Mercurio Editore srl

L'ANGELUS DI MILLET

"Ho fatto un sogno strano. Mi trovavo immersa in un immenso prato verde completamente piatto. Non c'era nulla, né un albero, né un ruscello, né un animale. Ero sola. Non so cosa ci facessi lì e non sapevo da che parte andare. In qualunque direzione volgessi lo sguardo non vedevo nient'altro che il verde dell'erba. Ad un certo punto cominciai a correre e man mano correvo, dentro di me cresceva la paura; cominciai ad urlare sempre più forte fino a quando, al colmo del terrore, dalla mia bocca non usciva più alcun suono. In quell'istante vedevo tutto nero e mi svegliavo nel mio letto, rimanendo per alcuni secondi nel dubbio tra sogno e realtà. Il cuore batteva a mille e mi girava anche un po' la testa. Da allora non riesco più a dormire e ho paura ad uscire di casa, paura che mi possa sentire male. Come metto piede fuori dalla porta il cuore comincia ad accelerare. Riesco ad andare a scuola solo se mi accompagna la mamma. Mi vergogno, penso che i miei compagni di scuola mi considerino mammona e fifona. Ma loro non capiscono che la prima a soffrire sono io. Non so più come fare. Ho provato a prendere degli ansiolitici ma dopo qualche giorno trascorso un po' più tranquillamente è ritornato tutto come prima. Sarò malata grave? Guarirò? Cosa devo fare?"

Aveva esordito così, ancor prima che potessi dire qualcosa. Instabile sulla sedia, agitata, logorroica ma più controllata nella gestualità delle mani. Mi trasmetteva una certa agitazione. Pensavo all'urlo di Munch...

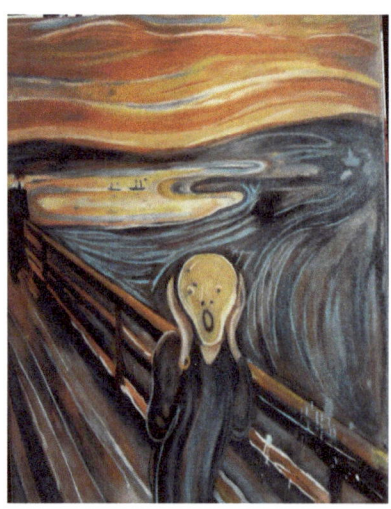

Di sicuro non avrei avuto difficoltà nel dare spazio alla parola. Nel seguito del colloquio diverrà meno logorroica fino ad assumere un tono di voce monotono e privo di variazioni emozionali.

Statura media, 17 anni, capelli neri corti, non truccata, occhi marroni, sguardo penetrante e determinato. Veniva difficile pensarla come una persona fragile. Il vestire jeans e maglia nera con stivaletti altrettanto neri le dava un tono ombroso che si ripercuoteva dentro di me con un senso di preoccupazione.

Non fu difficile entrare nel suo mondo. Chiara, viveva con i genitori e due fratelli più piccoli di 14 e 11 anni. La madre casalinga, il padre commercialista. Una famiglia dal tenore economico elevato. La madre oltre ad occuparsi dei figli e delle faccende domestiche (non aveva voluto una domestica perché avrebbe ficcato il naso dappertutto), trascorreva il suo tempo libero a plasmare vasi con la creta, vasi che poi dipingeva e conservava gelosamente. Il seminterrato di casa era così diventato una specie di magazzino di terraglie. In famiglia si erano abituati a questa convivenza e nessuno a quanto pare sollevava problemi. Stranamente le terraglie non comparivano mai nell'arredo di casa. Certo, mi chiedevo se dietro questa passione afinalistica della madre per la creta, non ci fosse qualche problematica di fondo. Per il momento preferii non chiedere nulla a Chiara al riguardo. Il padre pur lavorando fino a orari impossibili, specie nei periodi di denuncia dei redditi, era abbastanza presente e si informava costantemente dell'andamento familiare. Spesso si cenava alle nove per attendere il suo arrivo. Questo, alcune volte, ingenerava nei figli, soprattutto nei due fratelli minori, atteggiamenti di insofferenza. Ma la madre era intransigente e bisognava aspettare il papà. Una famiglia dunque apparentemente ideale pur con le sue peculiarità "organizzative".

Chiara frequentava il quarto anno del liceo scientifico. Lo studio le era sempre piaciuto e riusciva ad ottenere dei buoni risultati senza un impegno eccessivo. Era benvoluta dai compagni di scuola e al di fuori frequentava un gruppo di tre amiche con le quali si trovava a proprio agio essendo persone tranquille come lei. Con loro ascoltava musica, a turno nelle rispettive abitazioni. Ogni 15 giorni andavano al cinema. Lei era particolarmente appassionata di cinema. Le piacevano i film impegnati pur non disdegnando pellicole più leggere. A volte il cinema le forniva gli spunti per la sua attività scolastica come l'ultimo film intitolato "Il cerchio" (storia di tre donne iraniane che si scontrano col potere maschile in Iran) che le era servito per svolgere un tema sull'emancipazione femminile. Aveva dunque una discreta capacità di cogliere le opportunità.

I rapporti con i genitori li descriveva buoni, mai un conflitto o una discussione. Non le facevano mancare nulla e la paghetta settimanale era buona rispetto alla media dei compagni. Ma al di fuori del cinema e di qualche CD era piuttosto parsimoniosa. A volte litigava col fratello di 11 anni a suo dire un po' dispettoso. C'era anche una nonna paterna, l'unica rimasta ma che viveva in un'altra città e che vedeva solo tre o quattro volte l'anno in occasione delle varie festività e alla quale non si sentiva particolarmente legata. La descriveva come una signora dagli atteggiamenti un po' ricercati e fredda, sempre vestita elegantemente. In effetti non manifestava un particolare trasporto affettivo nel descriverla. Del resto manifestava una certa freddezza anche nel raccontare la propria famiglia e nella descrizione lo sguardo diveniva fisso e vuoto. Più il colloquio andava avanti e più mi sentivo pervaso da quel tono di ombrosità che avevo avvertito all'inizio, come se Chiara riferisse una versione recitata, mentre una diversa realtà era in incubazione.

Diceva di non aver ideali particolari, a parte l'amicizia, ne riteneva di possedere una fede religiosa pur credendo genericamente nell'esistenza di qualcosa dopo la morte. Non possedeva nemmeno un'ideale politico. Raggiunta la maggiore età non avrebbe votato o quantomeno si sarebbe orientata verso la scheda bianca. Non aveva ancora un'idea su cosa avrebbe fatto dopo il Liceo. L'orientamento attuale, anche se con poca convinzione era verso una facoltà letteraria. Mi dava l'impressione di una persona che fosse arrivata in fondo ad un vicolo e lì si fosse bloccata, indecisa sul da farsi. Una persona che avesse, per così dire, fermato il tempo, restando in attesa di non si sa quale evento, senza dei valori o ideali precisi ai quali far riferimento. In due parole mi sembrava un po' allo sbando. Il tutto contrastando con la famiglia ideale precedentemente descritta.

Alle domande sui suoi vissuti affettivi tentava di svicolare e si innervosiva. A quanto pare era un terreno insidioso, fonte di agitazione o almeno così mi sembrava e mi riproposi di affrontarlo successivamente.

Non aveva particolari ricordi della sua infanzia, trascorsa a quanto pare in modo tranquillo e sereno. L'unica "*defaillance*", che ricorda era in relazione alla nascita del fratello di 11 anni di cui pare fosse gelosa e per questo provocava qualche disastro in casa, al fine di recuperare un po' di attenzione. Il resto dell'infanzia, scuola materna, elementare e media, trascorsero, a quanto pare, all'insegna della tranquillità.

Mi sentivo abbastanza sconcertato. Empaticamente continuavo a percepire quel senso di ombrosità, come se il quadro idilliaco descritto mascherasse una situazione minacciosa. Nonostante avessi scandagliato la sua vita non riuscivo, nonostante la sua capacità di cogliere le opportunità, a vedere altre risorse in lei, mentre continuavo a percepire una minaccia non ben identificabile. Paradossalmente in quel prato, descritto nel sogno, cominciavo a trovarmi pure io. E come lei mi ponevo la stessa imbarazzante domanda: cosa devo fare? Era come se mi avesse condotto in quel prato per aiutarla a trovare una soluzione.

Presi dunque tempo e la "liquidai" dandole un appuntamento la settimana successiva. Mi guardò perplessa ma accettò. Dopo, a mente più lucida, mi resi conto di aver messo a rischio l'obiettivo dell'alleanza. Altre volte mi era accaduto ma per stanchezza o fretta. Stavolta credo per paura. Paura senza oggetto, indefinita. La sua paura probabilmente. Ma paura di che? Avrei avuto una settimana di tempo per studiarmi il da farsi ma, come sempre avviene quando non si vorrebbe affrontare una situazione, rimandai la cosa di giorno in giorno fino ad arrivare al colloquio successivo senza aver "studiato" alcunché tenendomi tutti i miei dubbi e le mie domande.

La ritrovai seduta davanti a me, con la scrivania di mezzo, allo stesso modo del colloquio precedente, vestita in maniera identica. Le chiesi se fosse riuscita ad uscire di casa senza problemi. Mi rispose negativamente, anzi si sentiva più agitata e non dormiva bene. Aveva abusato di benzodiazepine. Era nervosa, alla faccia dell'effetto del farmaco. All'opposto stranamente, mi sentivo più tranquillo rispetto all'incontro precedente. Volevo capire quale fosse il vero problema di Chiara e dovevo cercare di dialogare con quella parte ombrosa, ancora presente, avvalendomi di quel sogno che l'aveva portata da me e sollecitando la sua capacità di cogliere le opportunità.

Applicai un metodo che solitamente utilizzo perché credo nel valore facilitante della scrittura o del disegno. Presi dunque un foglio bianco e le dissi: *"Ha sognato un prato verde senza nulla intorno. Questo* - le dissi indicando il foglio - *è il prato. Perché non disegna ciò che le sembra che potesse mancare in quel sogno?* ". Afferrò il foglio e la matita e dopo qualche istante disegnò due persone, un maschio ed una femmina che si guardavano. Mi ricordava un dipinto di Millet: l'Angelus. Spesso i movimenti empatici mi portano ad abbinare le situazioni a delle espressioni artistiche. Un dipinto che mi ha sempre sollevato curiosità e che in quel frangente mi sollevava anche qualche inquietudine…

Il dipinto rappresenta due contadini in un campo intenti alla preghiera dell'Angelus al tramonto, colti in controluce su uno sfondo agreste. Un quadro definito da Salvador Dalì *"l'opera pittorica più inquietante, più enigmatica, più densa, più ricca di pensieri inconsci che sia mai esistita"*. Forse la mia personale passione per Dalì influenzava il counseling…

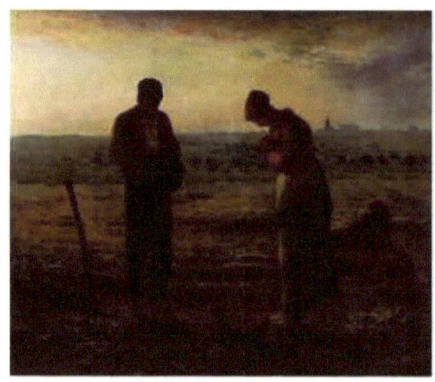

Le chiesi chi fossero e mi rispose che erano una coppia. Sembrava ancor più agitata. Io mi sentivo distaccato, quasi a voler eliminare ogni emozione per concentrare l'attenzione. Le domandai di nuovo chi fossero e che ci facevano nel prato. La sua risposta fu *"Sono due innamorati"*. Mi venne spontaneo chiederle il motivo di quell'aggiunta sul foglio. Rispose che la vita andava avanti perché uomini e donne si *"mettono insieme"*.

E tu che pensi? – aggiunsi.

"Mi piacerebbe avere un ragazzo con cui condividere i miei sogni ma purtroppo non posso".

La richiesta di spiegarmene il motivo era scontata.

"Mia madre non vuole assolutamente che abbia qualcuno. Dice che sono troppo giovane, che devo studiare e ho tempo per queste cose. Rischierei, secondo lei, di rovinarmi la vita. Quando parlo di ragazzi con le mie amiche mi sento uno zombie. Mia madre forse ha paura che ci faccia del sesso".

E tu cosa le rispondi? - domandai.

Cominciò ad emergere un quadro meno idilliaco di quello presentato all'inizio. Un quadro dominato da una madre un po' dispotica e da un padre, a quanto pare, poco tenero con la moglie. Ecco emergere una rabbia verso i genitori che esercitano un ferreo controllo sulla sua vita bloccando, forse per dispotismo il padre e gelosia la madre, i suoi tentativi di indipendenza affettiva. La rabbia per i suoi innamoramenti forzatamente sopiti e coltivati solo nei sogni. La rabbia perché la volontà realizzatrice che derivava dai sogni si scontrava con la sua incapacità a reagire. Esplode tutta la sua emotività nel racconto, commisurata dai pianti e dalle gestualità rabbiose. Ecco una bella risorsa: la rabbia. Utilizzata in giusti binari potrà renderla più forte e sicura di sé e contribuirà ad aiutarla a trovare la strada della propria autonomia. Sono quasi partecipe di questa rabbia e dentro di me spero si apri un bel conflitto in famiglia. Spero che Chiara reagisca, magari rompendo qualche vaso o mangiando senza aspettare il padre. Forse mentalmente esagero, ma mi sento sollevato. Mi rendo conto che è ciò che prova lei stessa. L'espressione del viso, se pur solcata dal segno delle lacrime appare distesa. Per lei è una liberazione. Aver espresso questa volontà di ribellione l'aveva sbloccata. Le connotai questa sua rabbia e lei accennò un sorriso compiaciuto. Non ci fu bisogno di ulteriori domande e di ulteriori risposte. Le diedi un nuovo appuntamento e ambedue probabilmente eravamo consci che sarebbe stato l'ultimo.

Al successivo colloquio, dopo due settimane, è allegra, ha perso quel tono ombroso per dar spazio ad una espressività più solare. Mi torna in mente Dante : "...e quindi uscimmo a riveder le stelle" (Inferno, canto XXXIV). Ha affrontato sua madre dicendole che non può entrare in tutte le questioni della sua vita e che è libera di decidere per sé. "Le ho detto che non voglio ridurmi a impastare argilla tutto il giorno, come fa lei, per compensare la sua infelicità" aggiunge con un tono quasi trionfalistico. La madre si era scatenata dando in escandescenze ("ha dato fuori di matto") sostenendo che Chiara non aveva rispetto per lei. Poi qualche ora dopo era andata nella sua camera e scusandosi per i cinque minuti di "follia", le aveva confidato i disaccordi col padre.

La sintomatologia agorafobica era improvvisamente scomparsa dopo questo episodio. Ora andava a scuola da sola senza nessun problema. Si sentiva più libera anche se aveva preso maggior consapevolezza delle proprie responsabilità.

"Prima, in un certo senso, qualcuno decideva per me, e pur stando male, non avevo il problema di domandarmi come dovessi agire".

Nei confronti della madre si sente più comprensiva anche se in un certo senso, per usare le sue parole "Mi rispecchio in lei. Vedo me fino a qualche giorno fa perennemente indecisa e passiva". Chiara sta modificando il suo coping, da passivo ad attivo, attraverso la consapevolezza della sua capacità di arrabbiarsi e della forza del proprio io.

Il prato era probabilmente lei stessa, il suo mondo senza un riferimento preciso. Il vuoto intorno il suo sentirsi sola, il non poter porre qualcosa tra sé e i genitori. L'urlo, che via via si esauriva, rappresentava non la paura, come avevo pensato all'inizio e come lei stessa credeva, in quanto sentimento forse più accettabile, ma la rabbia per la propria incapacità a reagire e a trovare una propria autonomia affettiva. In quel prato correva incontro a se stessa senza tuttavia ritrovarsi, in un disperato tentativo di ricerca di un'identità adulta ed autonoma. La minaccia era rappresentata dal blocco, dal senso di colpa e disistima di sé che potevano conseguire alla incapacità assertiva. Ora reagisce pur sapendo che dovrà condurre se stessa per mano, rischiando e assumendosi la responsabilità delle proprie scelte.   Ora quel prato è più ricco, più colorato anche se più impegnativo. Ora è più simile al campo di papaveri di Monet...

Pubblicato su e-Dott.it il portale per il Medico – Dicembre 2004 Mercurio Editore srl

DESTINO IMMUTABILE

Lo incontro la prima volta insieme ai genitori. Parlano in sua vece, lui seduto in mezzo a loro. La madre è loquace, il padre meno. Marco ha 20 anni e data l'età rimango perplesso per questo accompagnamento. La madre, piuttosto loquace, sostiene che il figlio è magro e non mangia a sufficienza e fa una vita solitaria. Non esce quasi mai. Il padre ascolta attento senza intervenire. Marco è silenzioso, se ne sta seduto sulla sedia, con gli occhi, incorniciati da un paio di occhiali, rivolti in basso. Sembra triste. Ogni tanto alza lo sguardo e mi fissa. Io fisso lui. Alto, non troppo magro, a dispetto dell'idea materna, capelli tagliati corti. Il vederlo lì, seduto tra i genitori che, al contrario di lui sono di bassa statura, mi rimanda il contrasto tra l'adulto che c'è in Marco e il bambino portato dai genitori.

Anamnesticamente non emerge alcun episodio degno di rilievo nella sua infanzia.

Comunico ai genitori l'intenzione di seguire il ragazzo, solo se lui lo desidera, ma che nulla riferirò loro dei colloqui. La madre appare un po' infastidita, il padre no. Marco accetta. Mi accordo con lui per un appuntamento.

Arriva al colloquio puntuale. La sua stretta di mano è molliccia, timida. Si accomoda sulla sedia in modo composto. Mi appare meno triste rispetto all'incontro iniziale. Lo invito a parlarmi di sé.

Si è diplomato due anni prima come perito chimico. Ottima la sua resa scolastica. Nell'ambiente scolastico non ha coltivato molte amicizie ma si è sempre trovato a suo agio. Terminata la scuola ha lavorato dapprima come operaio in un'industria chimica poi è stato assunto, sempre come operaio, in un salumificio dove lavora tuttora. E qui, pare siano cominciati i suoi problemi. Il datore di lavoro ne intacca l'autostima riprendendolo continuamente in presenza dei colleghi addossandogli la responsabilità degli errori che fanno altri. Il ragazzo non ha mai reagito soffocando il proprio istinto di reazione. Questa situazione si protrae da più di un anno determinando in lui una ingravescente tensione. La sola idea di andare al lavoro lo fa star male.

Esprime una scarsa considerazione di sé. Non si piace, né fisicamente, perché vorrebbe essere più magro, né come persona, in quanto incapace di coraggio e reattività. Pare un attimo riprendersi quando, al contrario, connoto il suo coraggio nel riferirmi la sua storia. Per un attimo intravedo nei suoi occhi la luce della contraddizione e del dubbio. Colgo l'occasione del discorso sul fisico per una breve anamnesi organica. Non emerge nulla di rilevante ad eccezione di una ipercolesterolemia familiare per la quale è in cura con statine. E' la madre che gli prepara sul tavolo il farmaco altrimenti lui si "scorda" di prenderlo. Non segue una dieta, anzi, negli ultimi mesi mangia a dismisura e ogni tanto si provoca il vomito. Il tutto all'oscuro dai suoi. Mi torna in mente la madre a proposito del suo non mangiare a sufficienza…E' una strana bulimia la sua visto che l'argomento cibo non ha uno spazio rilevante nei suoi discorsi.

Lo visito, misuro la pressione arteriosa e lo ausculto. Non trovo ovviamente nulla.

Al di là del lavoro, resta sempre chiuso in casa. Non ha alcuna amicizia. Anzi, avrebbe alcuni amici che periodicamente lo invitano ad uscire per una pizza o per un cinema ma lui rifiuta sempre. La motivazione che fornisce per questi rifiuti è che considera questi amici completamente diversi da lui e che quindi non si ritrova con i loro gusti, i loro discorsi. Le uniche sue uscite, lavoro a parte, si limitano a viaggi in libreria dove acquista ogni mese almeno due, tre libri. Ha una preferenza per i gialli ma le sue letture spaziano a 360 gradi.

In casa legge o guarda la TV. Sono le sue uniche attività. Ogni tanto aiuta la mamma nelle faccende domestiche! Questo aiuto domestico mi appare come una nota stonata in un ragazzo di 20 anni. Glielo dico. Lui sorride ma ritiene sia giusto dare una mano in casa.

Il rapporto con la madre è ambivalente. Da un lato si mostra il figlio ubbidiente e servile, dall'altro reagisce, quando vi sono discussioni, alzando la voce. La madre, casalinga, è comunque il perno della famiglia. Le decisioni le prende lei. Marco la stima.

Col padre il rapporto sembrerebbe più tranquillo ma, diversamente da Marco, il padre è sempre fuori casa. E' in pensione, pur essendo ancora abbastanza giovane, e trascorre il suo tempo a restaurare mobili nel garage di casa e ad allenare una squadra di calcio di ragazzi. Non manifesta una particolare stima nei confronti del padre. Considera la vita del padre un po' insulsa, senza significato. In seguito mi rivelerà che il padre ha l'abitudine di bere, al bar con gli amici, e di tornare spesso a casa un po' alticcio. Questo vizio del padre lo fa molto arrabbiare e prova un certo risentimento nei suoi confronti perché, a suo dire, minaccia la tranquillità della famiglia.

Ha anche una sorella, infermiera, che però si è trasferita da poco in un'altra città per lavoro e rientra a casa poche volte al mese. Con lei ha sempre avuto un buon rapporto.

La sua vita affettiva è un capitolo misterioso. Nessun rapporto con l'altro sesso. Mi rivela un suo segreto affermando di essere omosessuale pur non avendo mai avuto relazioni affettive in tal senso. D'altra parte mi chiedo dove abbia origine questa sua identità omosessuale dato che non ha alcuna frequentazione esterna. Mi domando se questa non sia una sua fantasia anche se, pensando all'atteggiamento bulimico, un problema d'identità ci potrebbe anche stare. Vorrebbe confidare ai genitori il suo ritenersi omosessuale ma non ne ha il coraggio perché teme per una loro reazione, un loro rifiuto nei suoi confronti. Ritengo per il momento, di mettere da parte questo aspetto.

Sembra non avere ideali. E' credente ma non praticante. Non ha alcun hobby: musica e informatica così presenti nei giovani della sua età non gli interessano. Mi stupisce il disinteresse attuale per la musica in quanto mi riferisce di far parte della banda del paese dove suona il clarinetto, ma da alcuni mesi ha comunicato al Direttore di rinunciare a farne parte.

Nel complesso non parla volentieri, e, pur raccontandomi parecchio di sé, l'impressione che ricavo dai colloqui è che ci sia un "non detto", qualcosa che rimane chiuso nell'anima di Marco. Si esprime comunque in modo adeguato ma non ha dei trasporti emotivi nel raccontarsi. Solo quando parla delle proprie difficoltà, assume un tono di voce diverso. E' come se si vergognasse nel riferire la propria storia. In sintesi la sua vita appare appiattita ed immobile, priva di riferimenti.

E' comunque contento che ci sia qualcuno che lo ascolti e mi rendo conto che probabilmente nessuno lo ha mai ascoltato, non ha mai raccolto i suoi desideri, i suoi dubbi, i suoi conflitti di adolescente.

Le sue risorse. E' coraggioso, sincero. Molto intelligente e introspettivo. I problemi sono tanti e ne è consapevole: poca autostima, la sua identità sessuale, la bulimia, l'isolamento sociale. Avverto in me la sua sensazione di immobilismo che giudico una minaccia per Marco. L'idea che nulla potrà cambiare è per lui devastante perché lo porta alla rinuncia. Non tanto per scarso coraggio, che dimostrerà di avere, ma per non avere una meta verso cui andare. La rinuncia lo espone alla sopraffazione degli altri. E sull'immutabilità delle cose si dimostra testardo.

Alla conclusione del primo colloquio lo accompagno al cancello e qui scopro che è stato accompagnato dal padre che lo attende in auto. Solo dopo il terzo colloquio verrà da solo in auto.

Se ho chiaro l'obiettivo da perseguire che è quello di incrementare la sua autostima., puntando sulle risorse, sono però consapevole che sarà un'impresa difficile stante la sua testardaggine, il suo ritenere le cose immutabili.

Nei colloqui successivi connoterò spesso il suo coraggio, la sua intelligenza. Quest'opera di rinforzo porta i suoi frutti: si licenzia dal lavoro che non reggeva più, nonostante le pressioni dei genitori. Lo considero un fatto positivo perché denota una sopraggiunta forza di reazione. E' la prima decisione importante che prende autonomamente e che comunica direttamente al datore di lavoro. Si iscrive ad un corso sull'ambiente, più per ingannare il tempo, in attesa di un nuovo lavoro, che per reale interesse. Nel frattempo trova lavoro come chimico in un'industria alimentare. Lo prendono subito dopo il primo colloquio di assunzione. Lui sminuisce questo aspetto spogliandosi dei propri meriti. E' come se fosse ormai ancorato ad un'immagine di sé che stenta a modificare o forse non la vuole cambiare. Non vomita più anche se riferisce di mangiare molto.

Nei mesi successivi uscirà un paio di volte a cena con gli amici. Ne è moderatamente soddisfatto. In estate decide di andare in viaggio in Kenya per due settimane insieme alla sorella. Da anni non andava in vacanza.

Qualcosa si smuove ma la sua autostima resta sempre a bassi livelli. Si affacciano nuovi problemi sul lavoro. Ha paura di non riuscire a svolgere i compiti assegnatoli in modo corretto (esegue analisi batteriologiche su campioni) e di "lasciare indietro" del lavoro. In realtà è molto veloce nel suo lavoro e mentre gli altri colleghi lasciano sempre qualche residuo lavorativo lui no, anzi, spesso porta avanti il lavoro al titolare del turno successivo. Sul lavoro non parla quasi mai se non interrogato dai colleghi. Nel complesso è benvoluto. Nonostante i superiori lo apprezzino e gli riconoscano l'impegno e capacità, secondo Marco mentono per fargli piacere. Persiste con questo atteggiamento di autosvalutazione e alla domanda se vi siano delle novità sembra quasi soddisfatto nel dire di no.

Una sera il padre rientra un po' brillo. Lui si arrabbia e gli da una specie di ceffone sulla testa. Il padre non reagisce. La madre il giorno dopo mi telefona per chiedermi se a mio giudizio Marco è felice. Rispondo alla madre che deve solo chiederglielo, ma questa domanda mi suscita degli interrogativi rispetto alle dinamiche familiari.

Qualche settimana dopo la madre comunica a Marco di volerlo portare da uno specialista. Lui non vuole ma le continue insistenze materne lo fanno cedere. Ci va, non per convinzione ma per accontentarla. Esce dalla visita con la prescrizione di antidepressivi. Quando lo rivedo è loquace, quasi maniacale. Stento a riconoscerlo. Nei discorsi sembra fatuo. Il suo atteggiamento mi preoccupa. Glielo comunico. Mi risponde che si sente meglio.

Un giorno mi arriva un sms sul cellulare: "Dr. Berti volevo informarla che sono ricoverato a Milano per un tentato suicidio. Cordiali saluti". La mia prima reazione può apparire strana: mi viene da ridere. Avverto un incoerenza tra il fatto e il modo di comunicarlo e questo aspetto dà all'insieme un risvolto di comicità. Alla sera lo chiamo al cellulare per avere notizie. Mi risponde cordialmente e con un tono sereno. Appena dimesso mi chiamerà per un colloquio. Dentro di me c'è rabbia nei confronti della madre che l'ha costretto a quella visita.

Quando viene da me lo trovo un po' spento. Ha deciso di licenziarsi anche se i colleghi l'hanno dissuaso. La motivazione che espone per il suo licenziamento è che si vergogna a "mandare malattia" e ormai è più di un mese che è a casa. Non vuole che lo considerino un approfittatore. Lo esorto a tener duro perché per questa decisione c'è sempre tempo. Mi racconta il suo tentato suicidio. Si è tagliato le vene ai polsi dentro la vasca da bagno. Il padre lo ha scoperto e, con tutta tranquillità lo ha medicato, ripulito la vasca, per non impressionare la mamma al suo ritorno, dopodiché in tutta calma lo ha accompagnato al pronto soccorso dove gli hanno suturato le ferite. Il giorno dopo lo specialista che l'aveva in cura ne dispone il ricovero in unità psichiatrica. Mentre racconta tiene i polsi bene in vista, quasi a voler sottolineare il marchio che si è procurato.

Resto sconvolto dall'idea che il padre abbia mantenuto tale freddezza, preoccupandosi prima della pulizia della vasca e poi di accompagnare il figlio in ospedale. Allora, ripenso alle parole di Marco riguardo all'aiuto domestico alla mamma, finalizzato al mantenimento della tranquillità familiare. Forse in quella famiglia è questo che conta. Una famiglia invischiata dove tutto ha questo fine e dove ognuno deve sacrificare la propria indipendenza al "bene" comune. Comincio a capire che forse la sua vera o presunta omosessualità, pur nel segreto della propria intimità, era un tentativo di differenziarsi in qualche modo. Inutile proprio perché segreto come la stessa bulimia. Non lo avrebbe mai detto ai genitori perché sarebbe saltata una dinamica ormai consolidata. Così faceva anche il padre bevendo. Lui però lo vedevano e per questa trasgressione si prendeva i ceffoni sulla testa dal figlio. Il non uscire di casa gli serviva probabilmente a tener sempre la situazione sotto controllo. Il suo lavoro d'identità era rimasto dunque incompiuto.

Mi comunica la sua decisione di non venire per un po'. Con me dice di essersi trovato bene, accettato ed ascoltato. Ora vuole fermarsi a riflettere poi mi richiamerà. Rispetto la sua scelta anche se so che non verrà più.

A posteriori mi chiedo dove ho sbagliato, cosa non ho colto in lui. Mi chiedo se ho individuato correttamente le sue risorse, se sono riuscito a focalizzare le sue possibilità. Penso che forse ho condiviso inconsapevolmente l'immobilità delle cose. Sono preoccupato e dispiaciuto per lui. Lo immagino nell'atto di assumere il farmaco, nel delegare alla chimica il suo futuro. Lo immagino nella sua accettata identità di malato, rinchiuso in casa con la madre mentre gli prepara le medicine…

ADOLESCENZE INQUIETE E FENOMENO ARTISTICO

Cosa spinge un adolescente di 17 anni, ben integrato nella vita familiare e sociale, dall'ottimo rendimento scolastico a dar vita ad un mondo parallelo immaginario nel quale lui stesso è contemporaneamente cronista e attore? Un mondo parallelo a sfondo politico nel quale si succedono diversi avvenimenti.

Compare così la costituzione di un nuovo stato in seguito ad una rivoluzione, l'elezione di un presidente provvisorio, la presenza di partiti, elezioni con risultati elettorali,nomina di ministri con nomi e cognomi, guerre di liberazione contro stati dittatoriali confinanti, crisi di governo, attacchi terroristici e così via. Non manca proprio nulla.

L'aspetto sorprendente è che non esiste una trama scritta ma è tutto memorizzato nella mente del ragazzo che ricorda in modo perfetto ogni evento. Esiste pure la carta geografica di questo stato immaginario con città (e relativo numero di abitanti), regioni, strade e autostrade, ferrovie. Se gli si chiede di disegnare la mappa a distanza di un paio di mesi la riproduce tale e quale, quasi una fotocopia. Ogni tanto la arricchisce di particolari. La madre scopre la mappa riordinando la sua camera e alla domanda se sia un compito di geografia (strana domanda visto che la geografia non rientra nelle materie della classe che frequenta) lui si arrabbia e gliela strappa di mano. La madre di conseguenza si preoccupa, dato che il figlio è sempre stata una persona tranquilla. Questa preoccupazione porta Mario da me.

Così comincio a conoscerlo e ad entrare nel suo doppio mondo.

Alto, piuttosto magro, fonte alta e sguardo diretto e penetrante. Appare un tipo deciso. Per un istante provo un attimo di soggezione. E' accompagnato dalla madre, piuttosto nervosa e logorroica, fisicamente mingherlina. Mario gli fa un ciao con la mano quasi a dirle di andarsene. In un certo senso è come se fosse lui a portare lei allo studio. Comunque lo lascia solo davanti a me senza troppe remore. Lo faccio accomodare e lo invito dopo alcune domande di presentazione a parlarmi di sé. Durante il colloquio l'espressione di decisione avuta all'inizio scompare cedendo il posto ad una scarsa espressività.

La sua famiglia è monoparentale avendo perso il padre per una malattia quando aveva 11 anni. Col padre non aveva un gran dialogo ma la sua perdita è stata apparentemente rielaborata preservandolo a quanto pare da spinte depressive. Affettivamente non appare triste anche se non sorride. Paradossalmente dopo la morte del padre il suo rendimento scolastico è addirittura migliorato. La madre commessa in un supermercato non è molto acculturata ma ha cresciuto il figlio se pur con tutte le difficoltà e i sacrifici susseguenti alla morte del marito. Tre mesi dopo morirà anche la nonna paterna alla quale Mario era particolarmente legato.

I lutti familiari mi ricordano alcuni quadri di Munch, la cui vita infantile ed adolescenziale è stata funestata da lutti. Prima con la perdita della madre per TBC all'età di 5 anni e poi con la perdita della sorella Sophie all'età di 14 anch'essa per TBC. In seguito la morte del padre e di un fratello." I temi che Munch affronterà nella sua arte saranno incentrati sul conflitto tra la vita e la morte, tra il bene e il male, tra l'uomo e la donna, riflesso del rapporto irrisolto tra il proprio mondo interiore e quello esterno.

Empaticamente, nonostante non abbia difficoltà nel dialogo, percepisco un Mario abbastanza chiuso, quasi amimico che mi lascia un'impressione di solitudine e vuoto nonostante conduca una vita apparentemente normale per la sua età. Pare alessitimico, non sembra infatti capace di individuare le proprie emozioni. Ma quando si tuffa nel suo mondo parallelo cambia aspetto, sorride e diviene loquace e ritorna quell'aspetto deciso. In lui non trovo risorse se non questa sua capacità immaginativa e creativa. Non vedo risorse nella madre, vicina materialmente ma scarsamente empatica, privando Mario di quella funzione che Winnicot definiva "ruolo di specchio" che gli avrebbe consentito una possibilità di rielaborazione. Non vedo risorse nei rapporti amicali generalmente superficiali, limitati più al fare che alla relazione. Mi pongo certamente delle domande se ciò sia normale o sia la spia di qualcosa di mentalmente patologico.

La domanda che mi pongo è il perché dell'esistenza di un'attività immaginativa che dura dall'età di 13 anni e che continua nel tempo senza cedimenti ma anzi si arricchisce di nuovi particolari ed eventi. Addirittura durante una gita scolastica in Francia arriverà ad immaginarsi di essere un ministro degli esteri.

Il rischio che corre Mario è di essere fagocitato dalla propria fantasia e di perdere contatto con la realtà.

Munch mi torna in aiuto. In un suo dipinto "la madre morta e la bambina" rappresenta la morte della madre. Nel dipinto la sorella di sei anni è rappresentata con gli occhi sbarrati dal terrore e le mani sulle orecchie per allontanare l'urlo silenzioso della morte. Si può osservare in tale quadro uno dei temi ricorrenti in Munch, quello dell'ombra, indicante uno spazio oscuro e minaccioso che può risucchiare il soggetto.

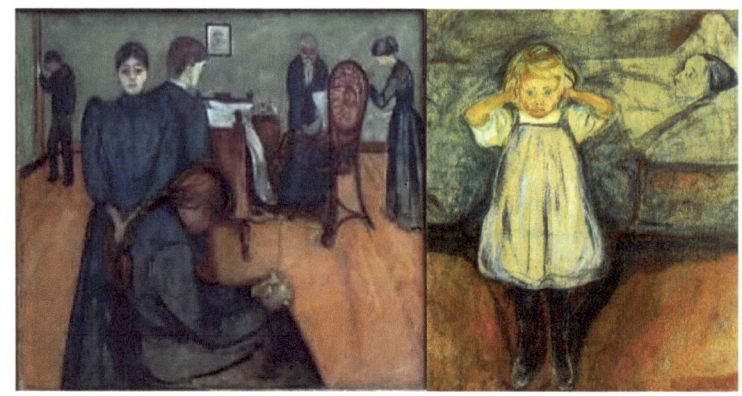

In una versione precedente del dipinto vi sono alcune persone nella camera che rimandano un senso di solitudine ed incomunicabilità. La figura del padre, medico, (soggetto a disturbi ciclotimici) non diede al bambino Munch uno spazio contentivo per una rielaborazione del lutto in quanto perseguitato dai sensi di colpa per non aver saputo guarire la moglie.

Mario perde il padre nella preadolescenza quando inizia il suo processo di autonomizzazione dalla famiglia. Figlio unico avverte su di sé il peso della cura della madre, rimasta sola. La madre dopo l'evento ha seguito il figlio nelle sue necessità materiali ma non lo ha supportato nella elaborazione della propria angoscia di morte perché, nemmeno lei ha superato la morte del marito nei cui confronti ora esprime un sentimento di rabbia per averla lasciata sola. Mario si è così trovato solo a gestire il proprio dolore, la propria angoscia e lo ha fatto nell'unico modo che gli era possibile cioè quello di soffocarla, di eliminarla dalla vita reale come *"La bambina che si tappa le orecchie"*. Nella vita reale ma non in quella fantasticata. Mancando il riferimento paterno e quello della nonna diviene necessaria una ristrutturazione dei rapporti familiari. La rivoluzione con l'abbattimento dello stato tirannico rappresenta la ricostruzione di un nuovo stato, di nuovi rapporti all'interno della famiglia. Mario diviene il sostituto paterno, il Presidente e così inizia il nuovo corso. Un corso funestato da tentativi di restaurazione del vecchio regime (forse simbolicamente un desiderio di voler risuscitare il padre), minacce terroristiche, rimpasti di governo, presidenti dimissionari. Come non leggere in tutto ciò il suo desiderio di riuscire a trovare uno status di serenità, uno status libero dall'angoscia di morte. Mario non ha rielaborato il lutto conseguente alla morte del padre. Il suo romanzo mentale corrisponde alla ricerca della propria identità, confusa tra ruolo di figlio e compagno della madre. La ricerca della propria identità deve per forza passare attraverso la rielaborazione del lutto. Immaginare è la sua originale e creativa terapia che gli consente di dominare l'angoscia dell'evento traumatico: è dunque il suo momento catartico.

Del padre mantiene solo pochi ricordi. Ricorda soprattutto i momenti antecedenti la morte: le visite, i ricoveri, l'allettamento, il via vai delle infermiere e i lunghi silenzi della madre travolta dalla preoccupazione e dalla paura. Lo descrive come un padre affettivo e comprensivo anche se non molto presente.

C'è un episodio nel mondo parallelo di Mario che considero molto interessante: la morte di un Presidente. Uno dei migliori. Una morte la cui causa rimane oscura, forse omicidio o forse morte naturale. Fatto è che da quel momento in poi qualcosa cambia. Questo stato virtuale diviene più stabile e il numero di avvenimenti si riduce drasticamente. Sembra aleggiare uno spirito di serenità. Nel far morire il Presidente forse simbolicamente accetta la morte del padre. Al Presidente sarà intitolato il viale principale della capitale e l'aeroporto. Il Presidente, guarda caso, portava, se pur nell'idioma inglese, lo stesso nome del padre.

Traspare in quel mondo il suo bagaglio di valori di libertà, giustizia e impegno verso la costruzione di qualcosa di buono che altro non è che se stesso. In quel qualcosa non vi sono riferimenti al mistero dell'amore. L'altro sesso, il desiderio, la voglia di condividere un sentimento sembrano non esistere. Forse la scelta di un romanzo politico non è casuale. Nell'amore si può aprire la mancanza che per Mario non sarebbe tollerata in virtù delle esperienze di lutto vissute precedentemente.

Nel dipinto Pubertà Munch rappresenta il mistero dell'adolescenza e della scoperta dell'amore e della sessualità, vista come conflitto, ossessione e paura. La ragazza è nuda a significare il proprio sentirsi indifesa. Ritorna il tema dell'ombra: dietro di lei, un qualcosa di oscuro, quasi a rappresentare il futuro di difficoltà al quale è predestinata.

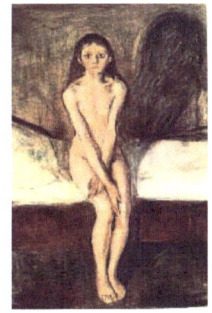

L'adolescenza di Mario non è facile. Dovrà costruirsi da solo il proprio percorso che in un certo senso è traslato nell'oggetto dell'immaginazione. Un percorso fatto di successi e sofferenze, di evoluzioni e spinte regressive. Di luce ed ombra. Se avesse scritto tutto ciò che ha fantasticato, mentre si immergeva totalmente in quel mondo, avrebbe prodotto un romanzo, interessante e assolutamente non banale. Io stesso ero sinceramente incuriosito durante i colloqui sui contenuti della "puntata" successiva. Con lui l'unica terapia è stata quella di accettare la sua particolare forma di arte, ascoltarlo e mostrare interesse per lui come Persona, unica ed irripetibile. Mario è uno scrittore"mentale".

Mi rammenta il regista Francois Truffaut. L'adolescenza di Truffaut è travagliata, segnata dalla mancanza di figure affettive come quelle genitoriali. Nel film "I 400 colpi" il protagonista, un ragazzino trascurato dai genitori si pone sulla strada della devianza con fughe da casa, abbandoni scolastici per approdare infine al riformatorio. L'unica scena in cui il ragazzo appare felice è quando esce da un cinema insieme ai genitori. Truffaut da bambino passava pomeriggi interi nei cinema a vedere e rivedere film. Il cinema per lui è stato il modo di rielaborare il lutto della perdita affettiva dei genitori, il modo di recuperare dentro di sé l'oggetto d'amore perduto.

Molti film di Truffaut sono dedicati all'adolescenza, al prendersi cura di adolescenti sbandati, abbandonati o disadattati. Il cinema come funzione catartica. Come per Mario lo è stata l'immaginazione.

A conclusione mi convinco sempre più quanto sia produttivo cercare nei nostri adolescenti risorse e possibilità. Quanto sia fondamentale dialogare non col paziente ma con la Persona. Quanto sia importante lasciare spazio alla creatività e originalità. E soprattutto porsi la domanda di significato delle cose, accettando anche l'imponderabilità del mistero. Se Mario avesse avuto una madre empatica forse non avrebbe prodotto il suo mondo parallelo. O forse sì. Non lo sapremo mai. Ma la realtà è che Mario è così, unico ed irripetibile. Ha regalato a me un romanzo che solo io ho potuto non leggere ma ascoltare. Un romanzo che è stato simbolo del suo percorso di crescita. Un romanzo destinato a perdersi nel tempo ma che lo transiterà nell'età adulta.

Mi rivelerà che al nostro primo incontro si immaginava di essere il Presidente a colloquio con un altro capo di stato. Mi spiego lo sguardo deciso di allora...

L'ho rivisto dopo un anno: era con una ragazza. Mi immagino sia la first lady...

Mappa dello stato immaginario di Mario

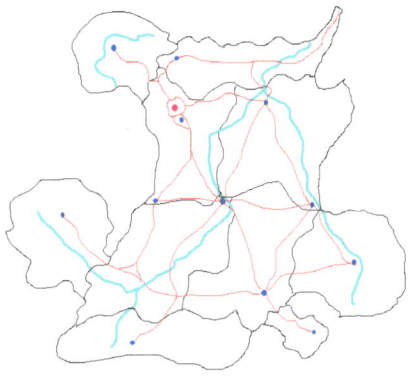

Pianta del centro della capitale (con linee metro)

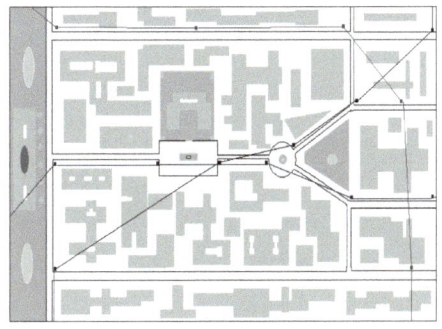

Aeroporto

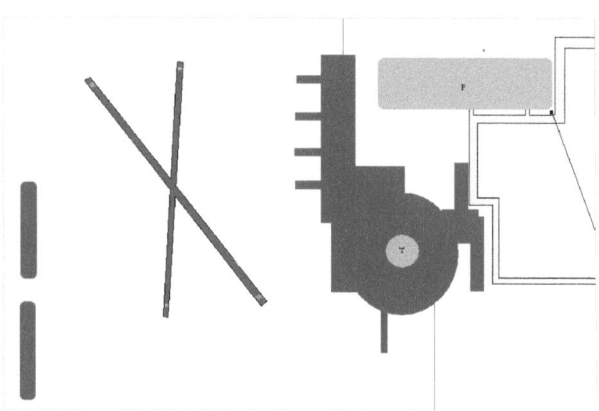

"A 19 anni vivere può diventare un problema". Non è una affermazione personale ma la dichiarazione d'esordio di Martina, 19 anni appunto, studentessa universitaria del 1° anno di scienze economiche. Il suo ingresso nello studio è deciso: toc toc alla porta, apertura della stessa senza attendere un avanti ed incedere deciso verso la scrivania. Stretta di mano forte prima di catapultarsi sulla sedia con la borsetta in grembo. L'impressione è di una persona che sa quel che vuole. Statura media, corporatura normale, vestita in modo un po' stravagante. Stivali neri, calze color arcobaleno, vestito nero chiuso da una cintura arancione. Capelli lunghi neri e lisci. Il nero contrasta con il volto pallido, contrasto reso ancor più evidente dal trucco abbastanza pesante. Lo sguardo è triste.

E' abbastanza sbrigativa nel rispondere alle domande biografiche come se fosse abituata a colloquiare. Parte in quarta nell'elencare i suoi problemi: a 15 anni anoressica e poi bulimica. Diete restrittive, abbuffate, esercizio fisico, vomito a ripetizione ecc. Insomma tutto il compendio di un disturbo del comportamento alimentare. Mettere da parte il problema diventa un problema. Non sono il primo al quale si rivolge: dietologo, psichiatra, psicologo si sono avvicendati nella cura per approdare infine da un chiropratico che sosteneva che tutto dipendesse dalla cattiva masticazione. Dopo questo excursus biografico mi chiede quando le somministrerò il test. *"Quale test?"* le chiedo. *"Ma quello sui disturbi alimentari!"* risponde con sguardo stupito. *"Perché vuole fare il test?"* domando. *"Le altre volte, tutti eccetto il chiropratico, me lo facevano"*. Le rispondo che a mio parere i tests hanno un'utilità limitata mentre è più importante che mi parli di sé. Trovo più interessante la sua storia e la sua persona che non riempire quattro caselle. Non c'è verso, pare spazientirsi e insiste col voler fare il test. Il suo sguardo appare più cattivo ma il modo di cambiare continuamente la direzione dello sguardo mi comunica una nota di smarrimento. Ad un certo punto sembra sul punto di piangere e pur non avendo una motivazione razionale mi sento quasi in colpa. Forse, medito, ho sbagliato qualcosa. Sono combattuto se cedere alla sua richiesta o impuntarmi col dubbio di sbagliare in entrambi i casi. D'altra parte devo risolvere la questione in pochi attimi. D'impulso decido di barare proponendole uno dei temi del programma Kairos definendolo, senza troppe spiegazioni, *"un nuovo test"*. Si rasserena e avvicinandosi alla scrivania sorride. Mi ricorda l'atteggiamento infantile di un bambino che ottiene ciò che vuole dopo aver fatto i capricci.

Inizio casualmente con la parola tempo. Scrive quattro parole : cerchio – pillole – noia – fiori.

Le sue spiegazioni:

Cerchio = comunque ti muovi torni sempre sugli stessi punti e il tempo sembra fermo.

Pillole = devi prenderle a determinate ore e quindi scandiscono il tempo

Noia = il tempo è anche anti-tempo nel senso che a volte non passa mai e quindi è come se non esistesse.

Fiori = nella vita vi sono occasioni nelle quali i fiori sono parte sostanziale come la nascita, il matrimonio, il compleanno e la morte e quindi anch'essi rappresentano in qualche modo il tempo

Comincio ad entrare nella persona e le risposte sono dettate dalla sua esperienza attuale di sofferenza. Il cerchio relativamente alla sua sintomatologia bulimica; le pillole la terapia antidepressiva prescritta a suo tempo dallo psichiatra e mai abbandonata; la noia a rappresentare la l'immodificabilità del presente e la rinuncia a vedere un futuro; i fiori l'aspetto forse meno cupo nel quale si intravedono aspetti di positività come il desiderio di una propria famiglia e la gioia di un festeggiamento. Le chiedo a quali fiori in particolare abbia pensato : *"Rose e orchidee"* . Mi sento sollevato, non perché non siano stati citati i crisantemi, ma perché avverto empaticamente che pure lei si è rincuorata.

E' straordinario come una parola possa diventare la chiave d'ingresso nel mondo di una persona. Non proseguo nel programma Kairos perché ha iniziato a parlare spontaneamente. Si esprime con tono dimesso ma utilizza vocaboli che sono più abituali ad uno psicologo come *"intreccio psichico"*, *"terapia sistemica"*, *"sviluppo cognitivo"* e così via, sintomo di un'abituale frequentazione di studi psicologici. Il suo pellegrinaggio è stato effettivamente intenso ma l'intensità non è certo stata proporzionale al risultato. Lo spettro depressivo è presente nella sua quotidianità se pur con un andamento sinusoidale. Non ha coltivato affetti in questi anni: il suo unico e vero amore, dice, è stato il cibo, amato e rifiutato allo stesso tempo. Non ha amicizie. Anche l'ambito universitario è vissuto come luogo esclusivo di studio. I week end li trascorre generalmente a casa leggendo o guardando la TV. Non riferisce hobbies o interessi particolari. I rapporti in famiglia sono dettati più dalla formalità che da un trasporto affettivo. La madre commercialista è una donna impegnata che non dedica molto tempo alla famiglia e che ha sempre preteso dalla figlia impegno e dedizione alla vita scolastica. Alle faccende domestiche è adibita una colf moldava presente in famiglia da circa cinque anni. Con Ulita, così si chiama la colf, c'è un rapporto confidenziale. Si confida con lei anziché con la madre. E Ulita le dispensa sempre buoni consigli che Martina ricambia aiutandola, quando la madre è assente, nelle faccende domestiche. Ulita la sgrida per questo aiuto ma a Martina piace perché è un'occasione per dialogare con lei. La ragazza avrebbe voluto che Ulita si trasferisse da loro dato che trascorre otto ore al giorno in casa ma la madre si è sempre opposta a tale prospettiva. Forse, dice Martina, essendo Ulita una donna di 45 anni piuttosto carina e senza famiglia, la mamma teme che il padre possa subire qualche tentazione. Lo dice ridendo perché il padre, impiegato in banca, è per usare le sue parole un bacchettone, ligio ai precetti religiosi fino quasi all'ossessione. Quando era piccola il problema religioso è sempre stato motivo di conflitto col padre che la obbligava a frequentare la Messa e il Catechismo . Questo ha ingenerato in lei, che si ritiene peraltro credente, un rifiuto totale nei confronti delle pratiche di fede. La madre al contrario si professa atea ma non ha mai preso le difese della figlia nei conflitti col padre.

Martina si è trovata in mezzo *tra due opposti* e ciò l'ha fatta sentire più che una figlia *un oggetto da plasmare ad uso dell'uno o dell'altro*. I due genitori non li ho mai visti ne sentiti. Li ho vissuti di riflesso dalle parole della figlia percependo una coppia costituita da due mondi diversi e separati. Ulita è l'unica che la comprende e la incoraggia. E' l'unica che pare vedere risorse nella ragazza. Risorse che i genitori non vedono. Le risorse di Martina sono la perseveranza, la spiccata intelligenza e una rabbia che intravedo nelle pieghe dei suoi discorsi. Rabbia che indirizza sul cibo " *lo prendo , lo azzanno come un lupo affamato e lo distruggo dentro di me*". La considero una risorsa perché credo che da quella rabbia può trarre la forza di svincolarsi dal problema che la affligge . Problema che non è la bulimia ma l'affermare se stessa come persona unica e autonoma. La stessa Ulita è una risorsa perché pare essere l'unico vero legame affettivo di Martina. Empaticamente percepisco calore quando parla di Ulita e freddo quando parla dei genitori. Sorride nel primo caso e s'incupisce nel secondo. La parola amore sembra sconosciuta al lessico familiare. Mi stupisco non poco quando mi dice che i suoi genitori non si sono quasi mai occupati del suo problema alimentare. Per certi versi forse è stato un bene perché non ha accentuato la patologia nelle dinamiche familiari ma dall'altro ha anche lasciato Martina da sola. Le minacce che intravedo sono essenzialmente la terapia antidepressiva, questa freddezza nei rapporti familiari e il suo isolamento sociale.

A questo punto comincio a pensare quali obiettivi posso perseguire con Martina. Il primo è senza dubbio l'eliminazione della terapia farmacologica. Glielo propongo e se pur con perplessità e un po' d'inquietudine accetta. Inizierà gradualmente a dismettere le pillole. Nel contempo le suggerisco di proporre ad Ulita un'uscita in centro per fare qualcosa insieme. *"Non ci avevo mai pensato"* afferma, *"l'ho sempre vista in casa mai fuori"*. A posteriori mi rendo conto di aver suggerito un'iniziativa che forse mi è stata dettata dall'antipatia verso i due genitori (pur non avendoli mai visti) con l'obiettivo di staccarla da essi e portarla verso Ulita. Ho inconsciamente accolto la sua rabbia per indirizzarla verso i genitori. Si congeda dal primo colloquio con una stretta di mano vigorosa, un viso più allegro e con l'appuntamento dopo quindici giorni.

Al secondo colloquio si presenta con lo stesso look precedente ma appare più sorridente. Ha autonomamente deciso la settimana prima di non rispettare la graduale eliminazione dell'antidepressivo ma di disfarsene completamente. Connoto la sua scelta coraggiosa anche se la considero un po' rischiosa per un eventuale effetto di rimbalzo. Comunque pare stare bene alla faccia dei principi di farmacologia ed in ogni caso una minaccia di meno nella sua vita.

Con Ulita è uscita più volte e ne è contenta. Ha scoperto che si possono trascorrere momenti piacevoli nella quotidianità. Ha trascurato un po' lo studio ma tutto sommato dice *"è meglio finire l'Università due mesi più tardi ma godersi un po' la vita"*. Stavolta non parla del suo essere bulimica quasi si trattasse di qualcun altro e non di se stessa. Forse si sta guardando da un altro punto di vista. Mi ricorda la scena del film "L'attimo fuggente" quando gli studenti sono invitati dal docente a salire sui banchi per osservare la classe da un'altra prospettiva. Glielo dico e lei conferma la volontà di vedersi collocata in una dinamica diversa rispetto all'attuale. Desidera andarsene da casa ma per far questo deve trovarsi un lavoro per mantenersi e ciò renderebbe difficile il frequentare l'Università. Nelle sue parole si esprime il desiderio di svincolo dal nucleo familiare e la ricerca di un'evoluzione autonoma. Colgo nel tono delle sue parole l'indecisione di chi vorrebbe compiere una scelta drastica ma non ne ha la forza anche se ciò denota una presa di coscienza della realtà. Mentre esprime tutto ciò s'intristisce come a sottolineare quest'incapacità di scelta.

A questo punto ritengo importante che Martina faccia delle esperienze che le aprano al mondo delle possibilità per cui decido di proporle parte del programma Kairos. *"Ah, il test!"* , risponde, *"non mi ha ancora detto quale risultato è uscito l'altra volta"*. Il risultato rispondo è l'emersione del suo desiderio, l'uscire con Ulita , il vivere senza le pillole. Sgrana gli occhi come per dire che non metteva in relazione questi avvenimenti con il "test".

Attraverso il programma Kairos farà diverse esperienze di cui una culminante connessa al tema amore che la porterà a dare lezioni ad un ragazzo frequentante la scuola media portatore di un grave handicap fisico. Tale esperienza le ha fatto constatare quanto ogni persona se pur condizionata dai problemi e dalle circostante sfortunate della vita sia comunque fonte di risorse per se e per gli altri e ciò l'ha aiutata a riformulare la propria domanda di senso.

In quattro mesi la sua parte bulimica scompare. Non è andata a vivere da sola ma si è riappropriata di sé. L'ambiente freddo familiare è rimasto tale ma Martina ha ormai il suo mondo che anche con l'aiuto di Ulita, forse il vero counselor della situazione, si è aperto all'esterno, all'amicizia e al tempo per sé stessa.

Un giorno navigando in Internet mi imbatto in una affermazione di Voltaire che riassume l'esperienza di counseling con Martina : *"Il vero viaggio di scoperta non consiste nel cercare nuove terre, ma nell'avere nuovi occhi"*.

Fate che chiunque venga a voi se ne vada

sentendosi meglio e più felice.

Tutti devono vedere la bontà del vostro viso,

nei vostri occhi, nel vostro sorriso.

La gioia traspare dagli occhi,

si manifesta quando parliamo e camminiamo.

Non può essere racchiusa dentro di noi. Trabocca.

La gioia è molto contagiosa.

Madre Teresa di Calcutta

www.ingramcontent.com/pod-product-compliance
Lightning Source LLC
Chambersburg PA
CBHW041059180526
45172CB00001B/28